はじめての認知療法

大野 裕

講談社現代新書

2105

まえがき

五人に一人が一生に一度かかる病気。それが精神疾患です。

医学的な治療が必要な病気とは言えなくても、悩みをかかえた人はもっともっとたくさんいらっしゃいます。二〇〇七（平成一九）年の労働者健康状況調査によれば、仕事に関して強い不安やストレスを感じている人は六割近くになるということです。悩みは仕事に限りません。家事や育児、人間関係などで落ち込んだり不安を感じたりすることも、よくあります。

そうしたときに利用していただきたいのが、本書で紹介する「認知療法」（「認知行動療法」とも呼ばれます）のメソッドです。認知療法は、うつ病や不安障害などの精神疾患の治療法として、薬物療法と同様に世界的に注目されている精神療法（カウンセリング）です。

認知療法は、ラスカー賞（臨床医学研究部門）を受賞し、ノーベル賞にもノミネートされたとされる米国の精神科医アーロン・T・ベック博士が初めて提唱し、その効果を実証しました。認知療法が米国の精神科医療で注目されだしたのは、私が米国に留学していた一九八〇年代半ばのことです。

その後、認知療法は、うつ病だけでなくパニック障害や強迫性障害、PTSD（心的外傷後ストレス障害）などの不安障害、摂食障害、パーソナリティ障害、双極性障害（躁うつ病）、統合失調症など多くの精神疾患の治療や再発予防に効果的であることがわかってきました。こうして認知療法は世界の標準的な治療法になってきたのです。

さらに、認知療法には日常生活でのストレスを和らげる効果があることもわかってきました。認知療法を利用した社員向けの講習会で、社員のうつ度が改善したという報告もあります。トレーダーなどのビジネスマンのセルフコーチングや、教育現場の生徒指導などにも活用されています。

ストレスを感じるとどうしても私たちは悲観的に考えがちになって、問題を解決できない状態に自らを追い込んでいくのですが、認知療法では、そうした考え方のバランスをとってストレスに上手に対応できるこころの状態を作っていきます。悲観的になりすぎず、かといって楽観的にもなりすぎず、地に足のついた現実的でしなやかな考え方をして、いまの問題に対処していけるように手助けします。

こうしたしなやかな考え方や対処は特別なことではなく、私たちがいつもなら普通にできていることです。ところが、ストレスのためにそれができなくなることがあります。そうしたときに認知療法のメソッドを使えば、自分の持っている「こころの力」を取り戻し、さらに伸ばしていくことができるようになります。

二〇一〇(平成二二)年は、わが国の認知療法にとって大きな転換点でした。認知療法がうつ病の治療法のひとつとして認められ、医療保険が使えるようになったのです。これにより、薬物療法中心だったわが国の精神医療の変革が期待できるようになりました。米国に遅れること二〇年あまりで、わが国にもようやく認知療法が広まる基盤ができたのです。

しかし、認知療法に対する誤解はまだまだ残っています。そのひとつが、薬物療法には問題が多く、認知療法は万能であるという誤解です。これは、認知療法で言う「白か黒か」の発想です。薬物療法は副作用もありますが、効果もじゅうぶんに期待できる治療法です。また認知療法も効果が期待できますが、万能ではありません。精神疾患を効果的に治療するためには、それぞれの治療法の長所を理解して、上手に組み合わせていくことが大切です。

認知療法は、うつ病の人の間違った考え方を変える治療法だという誤解もあります。つらい環境が続いていても、考え方次第で楽に感じられるようになるはずだと言われることもあります。しかし、いくら考え方を変えても環境が変わらなければ、また、問題を解決できなければ、楽になれないことがあるのもたしかです。

自分の極端な考えに縛られすぎていて、問題を解決できなくなっていることがあります。そうしたときに、その考えからいくらかでも自由になれれば気持ちが楽になりますし、問題を解決する糸口も見つけやすくなります。もちろん、自分の考えがすべて間違っているというわけではありません。ある面、当たっているところもあります。そうしたときに、その極端な考えに縛られないようにするためには、もう一度ていねいに現実を見直して問題に対処していくこころの柔軟性を持つことが大事です。

私の恩師でもあるアーロン・T・ベック博士は、「肌で体験する」ことの大切さを常に強調していました。経験を通して認知を再検討することが大事なのです。認知療法は決して頭の体操ではないのです。博士は私にも、彼の本拠地であるフィラデルフィアに滞在し、認知療法を肌で感じて帰国するように勧めてくださいました。私が、ニューヨークにあったコーネル大学からペンシルベニア大学に移ったのはそのためです。おかげで多くの体験をすることができました。

認知療法を利用する人には「肌で体験する」ことを大切にしていただきたいと思います。

わが国の認知療法の治療者の育成体制の遅れも大きな問題です。認知療法を受けたいと希望する人たちが多い一方で、認知療法を実践できる治療者はまったく不足しています。こころの健康危機が大きな問題になっているいま、認知療法の役割は大きく、国家的な対応が望まれています。それはまた、私たち専門家の課題でもあります。私も、そのために専門家の研修・育成に力を注ぎながら、書籍やモバイルとウェブのサイトで認知療法について広く知っていただく努力を続けています。

本書を通して、さらに多くの方が認知療法について知り、充実した毎日を送っていただけるようになれば望外の幸せです。

認知療法は難しくない。

藤臣柊子

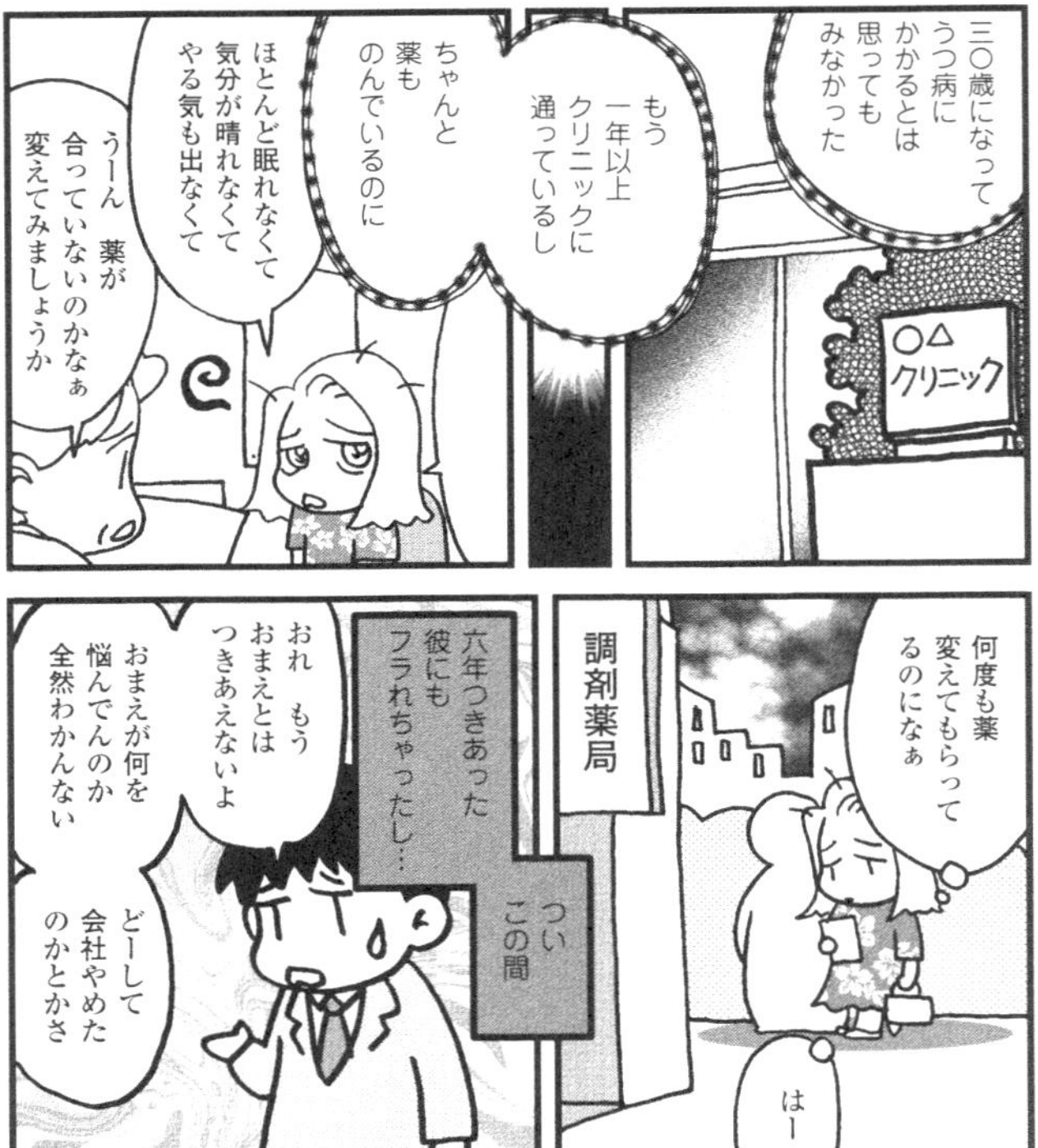
三〇歳になって
うつ病に
かかるとは
思っても
みなかった
○△
クリニック
もう
一年以上
クリニックに
通っているし
ちゃんと
薬も
のんでいるのに
ほとんど眠れなくて
気分が晴れなくて
やる気も出なくて
うーん 薬が
合っていないのかなぁ
変えてみましょうか
調剤薬局
何度も薬
変えてもらってるのになぁ
はー
六年つきあった
彼にも
フラれちゃったし…
つい
この間
おれ もう
おまえとは
つきあえないよ
おまえが何を
悩んでんのか
全然わかんない
どーして
会社やめた
のかとかさ

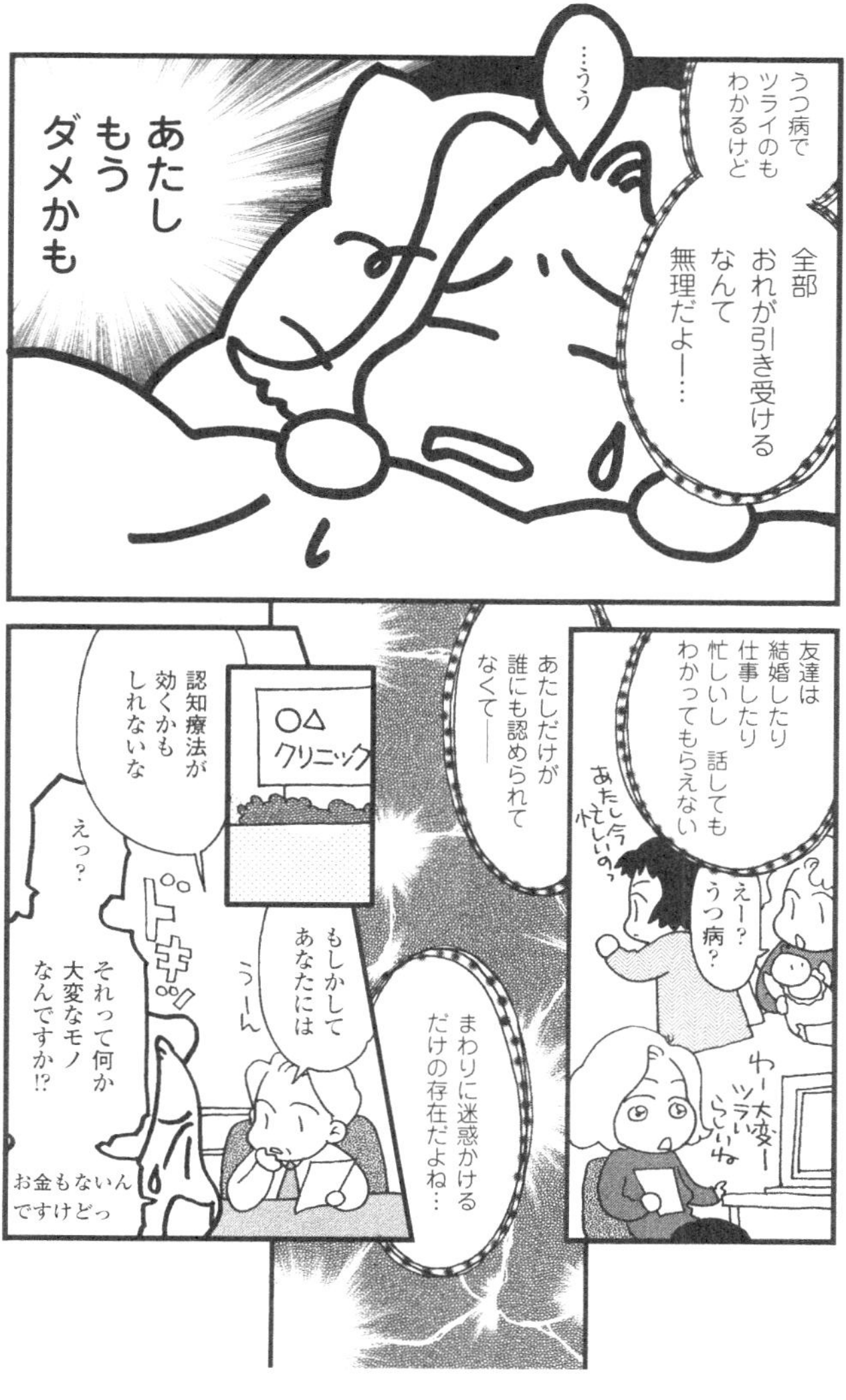
…うう
うつ病で
ツライのも
わかるけど
全部
おれが引き受ける
なんて
無理だよー…
あたし
もう
ダメかも
友達は
結婚したり
仕事したり
忙しいし　話しても
わかってもらえない
あたし今
忙しいのっ
えー？
うつ病？
わー大変ー
ツラい
らしいね
あたしだけが
誰にも認められて
なくて──
まわりに迷惑かける
だけの存在だよね…
○△
クリニック
認知療法が
効くかも
しれないな
うーん
もしかして
あなたには
えっ？
ドキッ
それって何か
大変なモノ
なんですか!?
お金もないん
ですけどっ

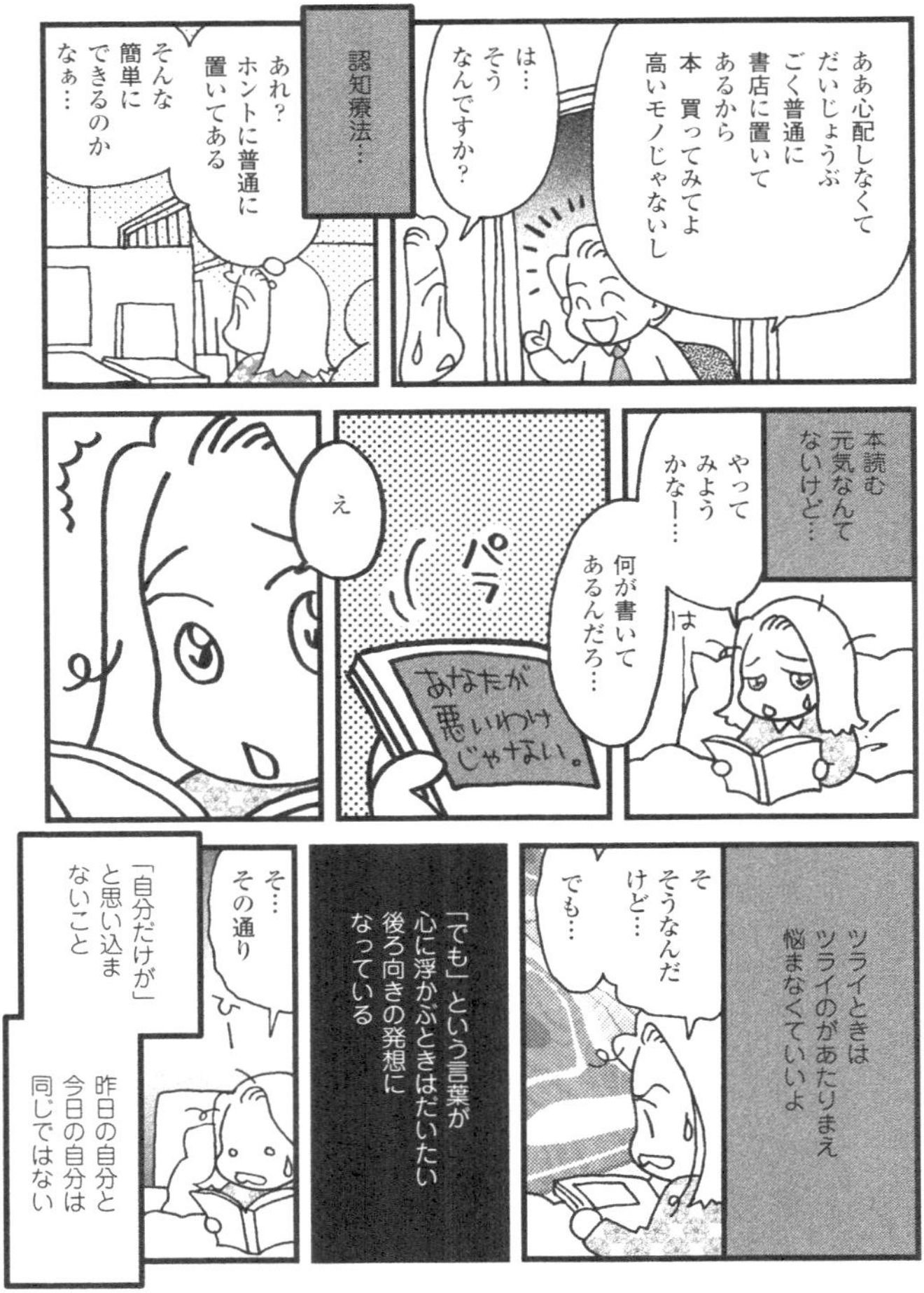

ああ心配しなくて
だいじょうぶ
ごく普通に
書店に置いて
あるから
本 買ってみてよ
高いモノじゃないし
は…
そう
なんですか？
認知療法…
あれ？
ホントに普通に
置いてある
そんな
簡単に
できるのか
なぁ…
本読む
元気なんて
ないけど…
やって
みよう
かなー…
何が書いて
あるんだろ…
はー
パラ
あなたが
悪いわけ
じゃない。
え
ツライときは
ツライのがあたりまえ
悩まなくていいよ
そ
そうなんだ
けど…
でも…
「でも」という言葉が
心に浮かぶときはだいたい
後ろ向きの発想に
なっている
そ…
その通り
ひー
「自分だけが」
と思い込ま
ないこと
昨日の自分と
今日の自分は
同じではない

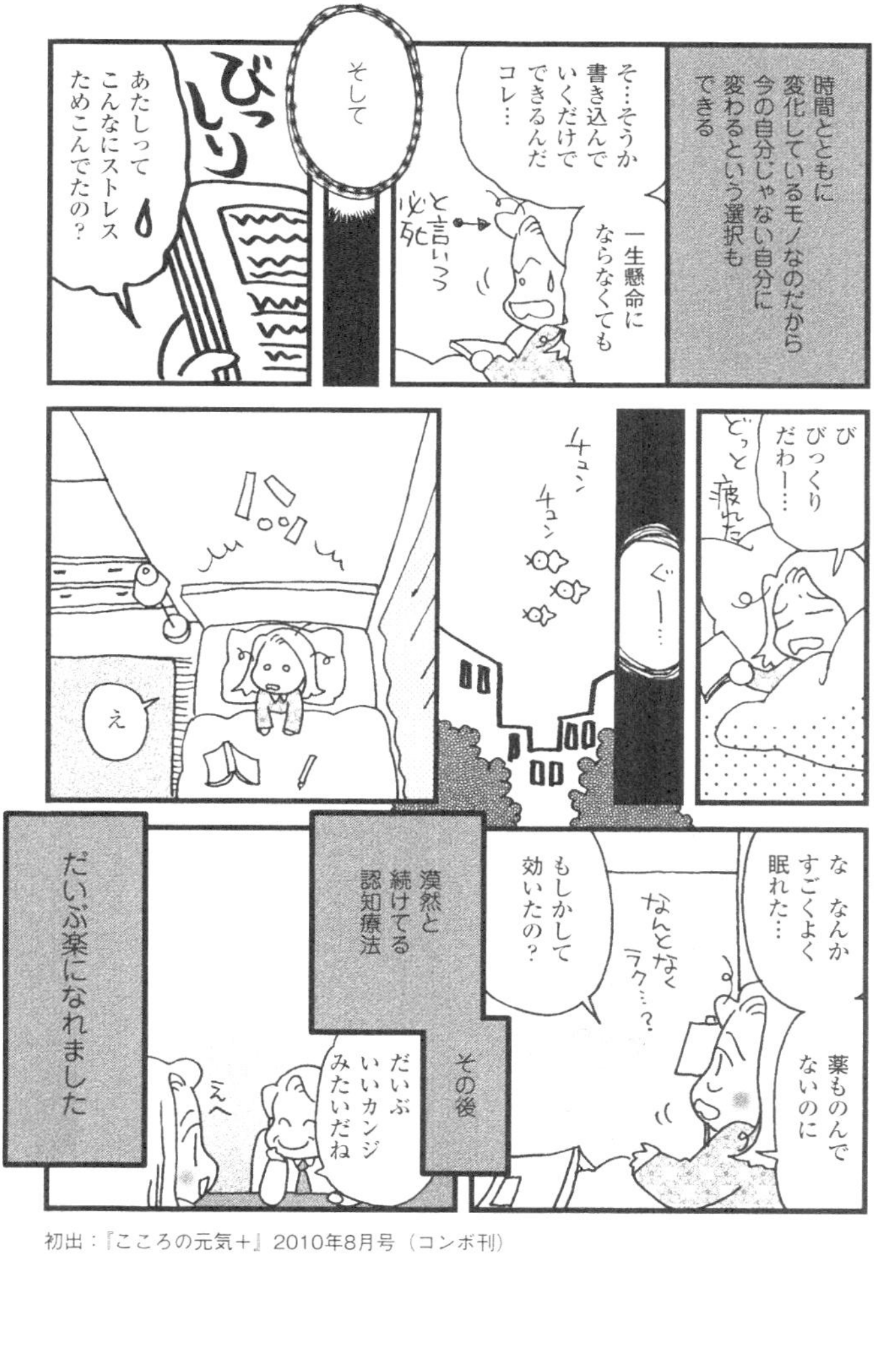
時間とともに変化しているモノなのだから今の自分じゃない自分に変わるという選択もできる
一生懸命にならなくても
そ…そうか書き込んでいくだけでできるんだコレ…
と言いつつ必死
そして
びっしり
あたしってこんなにストレスためこんでたの？
び びっくりだわー…
どっと疲れた
ぐー…
ムュン ムュン
え
な なんかすごくよく眠れた…
薬ものんでないのに
なんとなくラク…？
もしかして効いたの？
漠然と続けてる認知療法
その後
だいぶいいカンジみたいだね
えへ
だいぶ楽になれました

初出：『こころの元気＋』2010年8月号（コンボ刊）

目次

イラスト／藤臣柊子

第一章　気持ちを切り替えるために——認知療法を理解する

うつ病特有の考え方

認知療法とは、どのような方法なのでしょうか。

「認知」というのはちょっと堅苦しい印象を受ける言葉ですが、日常的な言葉に置き換えると、「ものの受け取り方や考え方」といった意味になります。

私たちは現実を客観的に見ているようで、実際は自分なりの思い込みで見ているところがずいぶんあります。現実に起きたことに自分なりの解釈で対応しようとするため、現実とのズレが出てきます。その結果、少し考えれば簡単に解決できる問題までも、考える前にあきらめてしまったり、どのように解決すれば良いかわからなくなったりするのです。

そうしたときに、もう一度、可能な範囲で客観的に現実を見つめ直し、問題に対処したり解決したりできるようにするというのが、認知療法の基本的な考えです。

認知療法は、まずうつ病の治療として始まりました。うつ状態になると、私たちは何事も悲観的に考えるようになります。認知療法の創始者の精神科医アーロン・T・ベック博士は、そうしたうつ病の人の心理状態を「否定的認知の三徴」と呼んでいます。「否定的認知の三徴」というのは、自分自身に対して、また周囲との関係に対して、そして将来に対して、否定的に考えるようになった状態です。

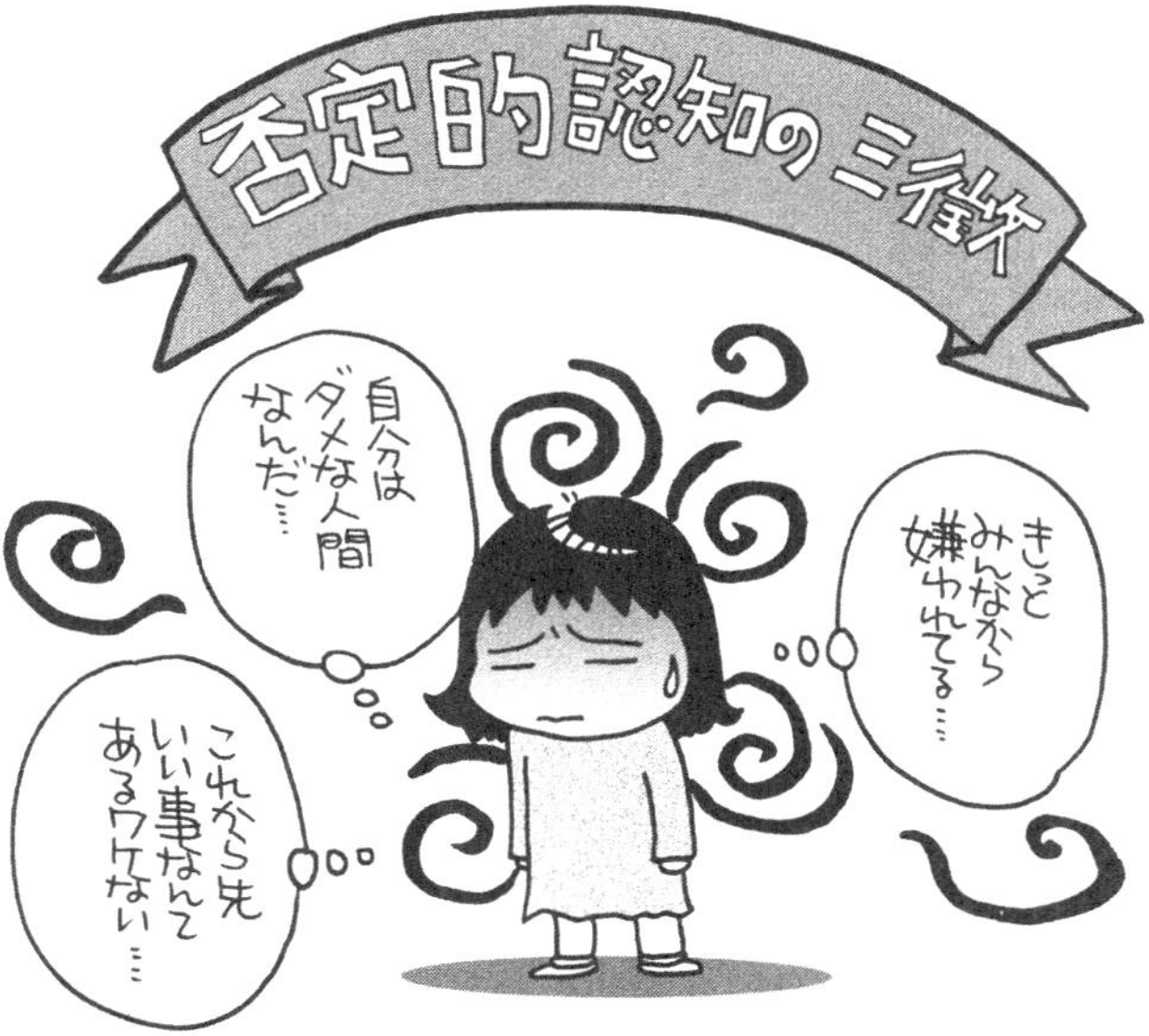
否定的認知の三徴
自分はダメな人間なんだ…
きっとみんなから嫌われてる…
これから先いい事なんてあるワケない…

悲観的になり自分を責める

うつ病の人は、「自分はダメな人間だ」と自分を責め、「みんなから嫌われている」と決めつけ、「これから先はつらいことばかりだ」と悲観的に考えるようになっています。

そのように悲観的に考えるのはその人の責任ではなく、うつ病という病気のせいなのですが、このように自分を責めていたのでは、苦しくなるばかりです。病気が、ますますつらい状況に追い込んでいくのです。親しい人が自分のことを気づかってくれていると思えなければ、孤独感が強まります。将来に対して悲観的になってしまうと、問題に取り組もうとする力がわかなくなりますし、あきらめも早くなります。本来なら自分の力で解決できることまでも、すぐにあきらめてしまいます。こうして、つらい気持ちが強まっていくことになるのです。

とくに、うつ病のときには考え方が極端に悲観的になって自分を苦しめています。だからといって、「自分の考え方が悪いからうつ病になっているのだ」と考えないように注意してください。これもまた、自分を責める悲観的な考え方の典型例です。悲観的に考えるというのはうつ病の症状です。うつ病の人が好んでそのように悲観的に考えようとしているわけではありません。

うつ病にかかっている本人が気にするだけではなく、周囲の人が、「マイナスに考えるのが悪いんだよ。考え方を変えないとダメだ」と諭《さと》すことがよくあります。しかし、こうした言葉自体がうつ病の人の気持ちを追いつめることになります。考え方を簡単に変えられるようであれば、その人は、そんなに苦しまないですむはずです。わかっていても変えられないからこそ、苦しんでいるのです。

そうしたときにどう考え方を切り替えるか、その方法をお教えするのが本書です。焦《あせ》らず、少しずつこの本を読んで勉強していってください。

こころの中の悪循環

うつ病のときには考え方が極端に悲観的になっていると書きましたが、そのために引っ込み思案になり、行動にも良くない変化が現れていることがあります。うつ病や不安障害などの精神疾患にかかっているときや、強いストレスを感じているときには、考え方と気分、行動が悪循環の状態になって、そこから抜け出せなくなっているのです。

そこでまず、うつ、不安、怒りといった気分が、考え方や行動とどのような関係にあるのか、例を挙げて説明することにします。

親しい友だちにケータイメールを送って、すぐに返事がなかったときのことを想像してみてください。

そのときに、「自分は嫌われたんだ」と考える人がいるかもしれません。その人は、「嫌われて、その友だちとの関係を失ってしまう」と考えます。そう考えると悲しくなりますし、気持ちが沈み込みます。その人との関係を失ったという「喪失」感が、悲しい気持ちにさせるのです。このように、うつ状態は「喪失」の認知と関係しています。一方、うつ状態になると悲観的に考えるようになり、そのために「嫌われている」という思いが強くなってきます。

気分は、行動にも影響します。気持ちが沈み込むと、引きこもりがちになります。これ

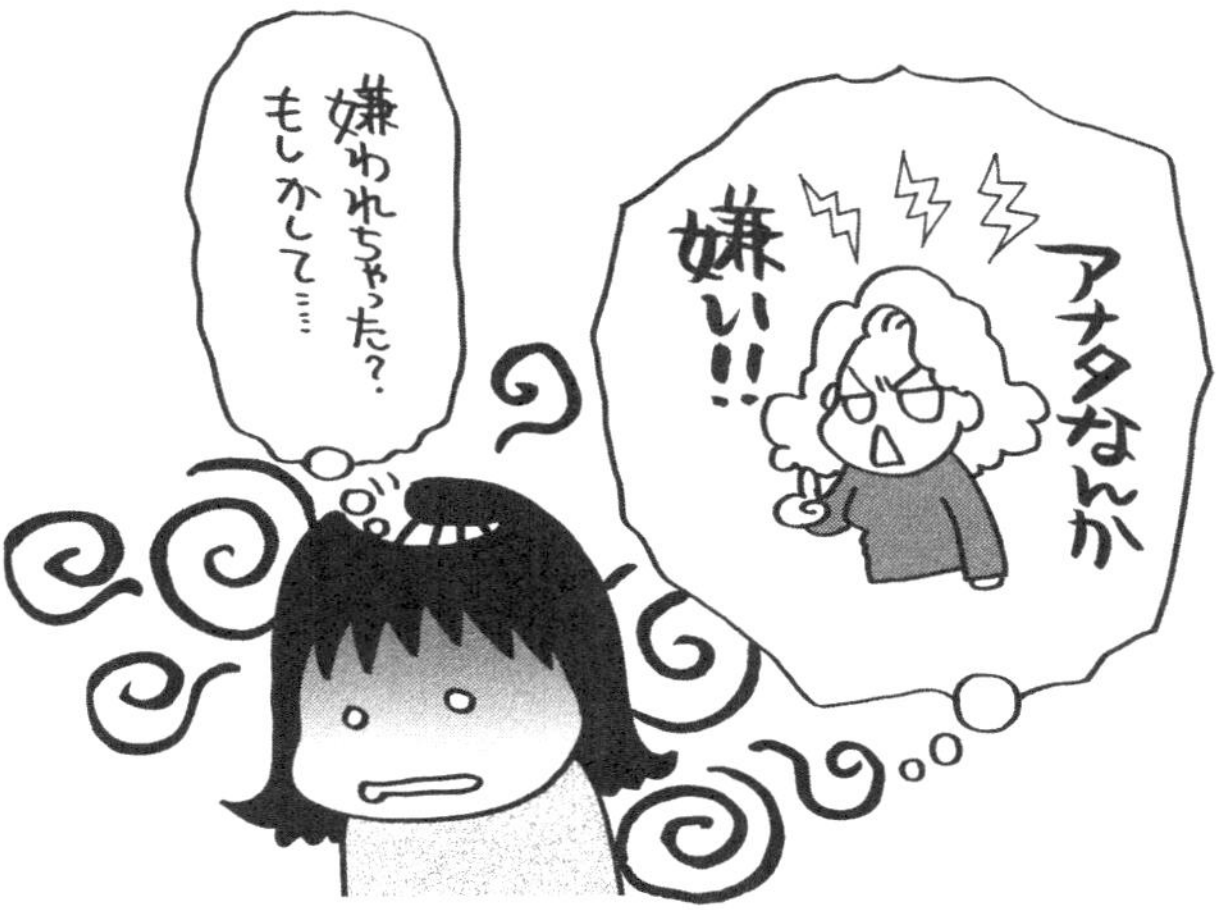
アナタなんか嫌い!!
もしかして……
嫌われちゃった?

以上傷つきたくないと考えるからです。その気持ちはよくわかるのですが、残念なことに、そのためにますます傷ついてしまうことになります。

引きこもると、現実に孤立するようになるからです。本来であれば、落ち込んだときこそ他の人の助けが必要なのに、引きこもって助けを得ることができなくなります。ますます他の人との接点が少なくなり、現実に喪失体験が広がってきて、淋しい気持ち、憂うつな気持ちが強くなります。

こうして、認知（喪失）、気分（うつ、悲しみ）、行動（引きこもり、孤立）の悪循環が続くようになるのです。

自動思考

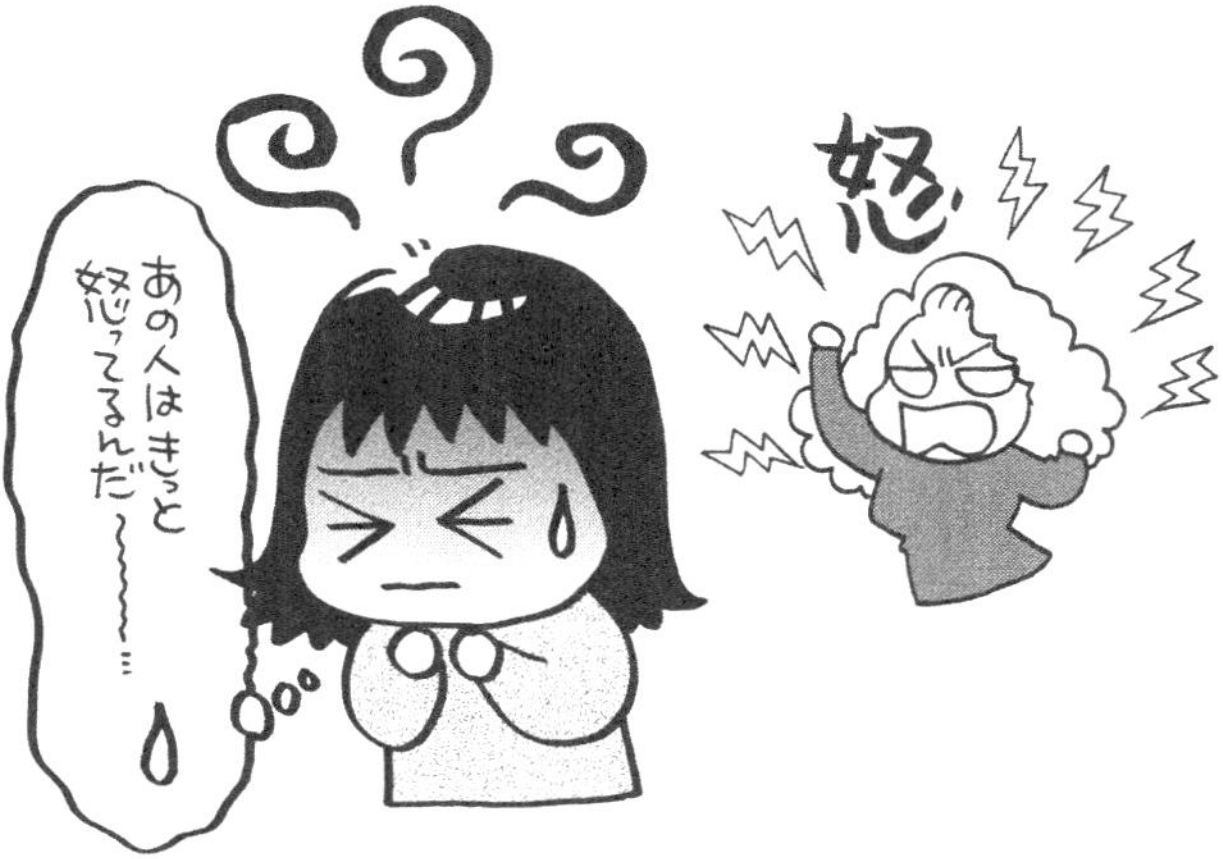

同じように、親しい友だちからメールの返事がなかったときに、「あの人は怒っているんだ」と考えたとすればどうでしょうか。不安になります。二人の関係が危険な状態になったと考えたから、不安になったのです。

不安は「危険」という認知と関係しています。その状況を危険だと判断し、それに対処するだけの力が自分にはなく、他の人たちから助けてもらえないと考えると、不安になります。危険を現実以上に過大評価し、自分の力やまわりからの支援を過小評価すると、不安は、より強くなります。

不安になると、私たちは、不安を感じる場所や人を避けるようになります。自分を守るためです。「怖いものは見たくない」というのは自然な心理です。でも、それでは本当に

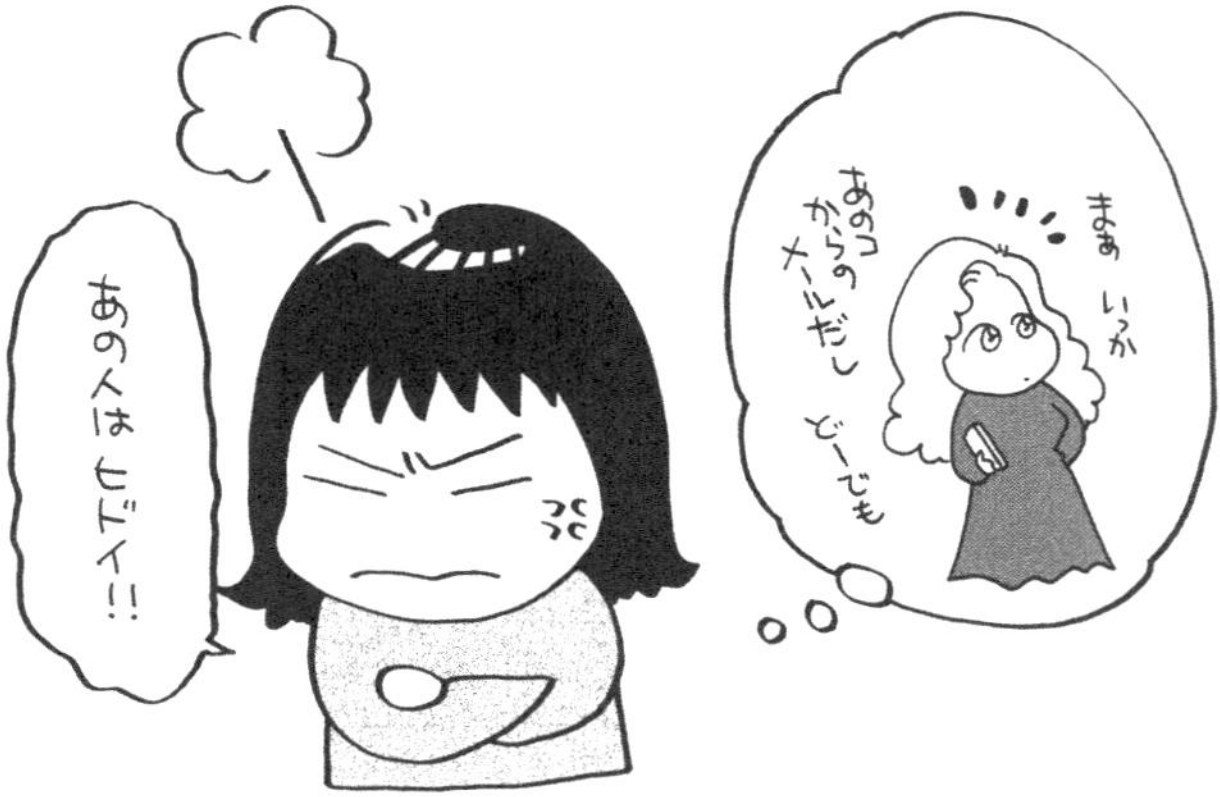
まぁ いっか
あのコからのメールだし
どーでも
あの人は ヒドイ!!

その状況が危険なのかどうか確認できません。問題に立ち向かう力が自分にないのかどうか、他の人たちが助けてくれないのかどうか、それを確認することもできません。逃げている自分が、惨《みじ》めな気持ちになるばかりです。

ここでも、認知（危険）、気分（不安）、行動（回避）の悪循環が起きています。

「すぐに返事をよこさないなんてひどい人だ」と考えたらどうでしょうか。腹が立ってくるはずです。怒りは「不当」という認知と関係しています。相手の対応が「不当」だと思うと、腹が立ってきます。

腹が立つと、攻撃的になって、相手に会ったときに怒りをぶつけたくなります。怒りを表に出さなくても、怒っている雰囲気は相手に伝わります。そうすると、相手の人も気分を害してムッとします。怒りは怒りを呼ぶものです。そうした相手の態度が目に入るとますます腹が立ってきます。お互いの怒りが、ヒートアップします。

認知（不当）、気分（怒り）、行動（攻撃）の悪循環です。

しかし、ちょっと立ち止まって思い出してほしいのですが、出発点は「親しい友だちからすぐにメールの返事がなかった」という「事実」があっただけです。「自分は嫌われたんだ」というのも、「あの人は怒っているんだ」というのも、「あの人はひどい人だ」というのも、同じ「事実」から生まれた考えです。それなのに、いつの間にか自分のこころの中で、違ったストーリーを創り上げていたのです。

このように、気持ちが動揺したときに頭の中に瞬間的に浮かんでいる考えやイメージを、認知療法では「自動思考」と呼びます。そして、この「自動思考」が認知療法の中心的な役割を果たすことになります。

現実に目を向けるために

同じ「事実」でも、人によって、そしてそのときの気持ちの状態によって違った形で解釈されることがあり、それに応じて、落ち込んだり不安になったり腹が立ったりという、違った気持ちになっていることがわかります。自分が見ている「事実」が客観的な「真実」と違うからです。

「嫌われたんだ」と考えたとしても、「怒っているんだ」と考えたとしても、「ひどいじゃないか」と考えたとしても、それは自分が見ている「事実」、つまり自分なりの解釈でしかありません。客観的な「真実」は、また別のところにある可能性があります。

ですから、認知療法では、そのときの自分の解釈に縛られずに、ちょっと立ち止まって現実に目を向けてみてはどうかと勧めます。そうすれば、新しい現実が見えてきて、気持ちが楽になることが少なくないからです。

すぐにメールの返信がなかった友だちは、仕事が忙しくて連絡ができなかったのかもしれません。体調が悪かった可能性もあります。携帯電話の調子が悪かったということもあるでしょう。

もしそうだとわかれば、気持ちは楽になります。

このようないろいろな可能性がある中で、瞬間的に判断した自分の考えに縛られて不愉快な気持ちになっているとすれば、それほどばかばかしいことはありません。ですから、自分のこころの中で思い悩んでいないで、ちょっと現実に目を向けてほしいのです。

解決策を考える第一歩

「でも、自分の判断が正しかったらと考えると、怖いんです」とおっしゃる方もいます。確かに、本当に嫌われていることだってあるでしょう。相手の人が怒っている可能性だってあります。意識的にひどい態度をとったのかもしれません。

「そのことが真実だとわかると怖い」「そんな現実は見たくない」そう考えたい気持ちはわかります。それが真実だとわかれば、傷つくでしょう。

でも、見えない敵におびえ続けることのほうがずっとつらいのです。想像は現実よりもずっと過酷です。空想の中では、現実以上の状況が広がります。

それに、空想の中にいたのでは、問題を解決することができません。もし嫌われているということがわかれば、つらい気持ちになるかもしれませんが、対応策を考えることができます。その人との関係を続けたほうが良いのかどうか、自分が関係を続けたいと考えたとしてそれが現実的に可能なのかどうか、関係を続けるとすればどのような手立てがとれるのか、距離をおくとすればどのような手立てを考える必要があるのか、など現実的な対応が可能になります。

相手が怒っているとわかった場合でも同じように、現実に即した解決策を考えられます。

現実に目を向けて、自分が思い違いをしていたとわかれば気持ちが楽になります。また、自分の判断が当たっていて好ましくない出来事が起きているとわかれば、対応策を考えることができます。

自分の考えに縛られているとつらいままですが、自分の考えを振り返る余裕を持てれば、自分の判断が当たっていても当たっていなくても、次に進んで、気持ちを楽にすることができます。その手助けをするのが認知療法です。

こんなふうに考えを切り替える

最近、認知療法が認知症の治療と間違われることがよくあります。もちろん、認知療法は認知症の治療法ではありません。「認知」という言葉が共通しているために、一般の方は混乱してしまいます。

それでは、認知療法の「認知」には、どのような意味があるのでしょうか。「認知」とは「外界にある対象を知覚した上で、それが何であるかを判断したり解釈したりする過程」と説明できます。私たちは、ある出来事に出会ったときに、自分なりに判断しストーリーを創り上げます。そのおかげで、私たちは混乱しないで毎日の生活をスムーズに送れています。

しかし、その判断が現実から大きくズレてくると、頭の中に先に述べたような悪循環が起きてきます。そうしたときにちょっと立ち止まって、自分の判断やストーリーから自由になり、現実に目を向けることができれば、解決しなくてはならない問題が見えてきますし、気持ちも楽になってきます。

ただそのときに、頭の中だけで自分の考えに反論すれば良いというわけではありません。

新しい考えにこころから納得するためには、現実を肌で感じながら自分の考えを確かめていく必要があります。そのためには現実に足を踏み入れて行動する必要があります。

ちょっと例を挙げてみましょう。気持ちを切り替えるところが楽になる例として、水が半分入っているコップのたとえがよく使われます。喉《のど》が渇いているときに、コップの水が「半分しか入っていない」と考えるとつらくなるが、「半分も入っている」と考えると安心できる。だから、ストレスを感じているときには、「半分も入っている」と考えを切り替えるようにしたほうが良いと言われます。

でも、そんなに簡単に考えを切り替えられるものではありません。それに、「半分も入っている」と考えるのが必ずしも良いとばかりは言い切れません。「半分しか入っていない」と考えるのも、「半分も入っている」と考えるのも、頭の中だけで考えているという点では同じだからです。

たとえば、私たちが生活している現代社会で、ちょっと我慢すれば水が手に入るような状況では、「半分も入っている」と考えて少し余裕を持つようにしても良いでしょう。でも、砂漠の中など、簡単には水が手に入らないような状況では、「半分も入っている」と考えてのんきに水を飲んでいれば、すぐに水がなくなって大変なことになってしまいます。そうした状況では、水が「半分しか入っていない」と、現実を厳しく受け止めて、できるだけ水がなくならないように、少しずつ水を飲んでいく必要があります。

このように、単純に考えを切り替えるのではなく、現実に目を向けながら自分の考えの意味を問い直し、問題を解決するために必要な手立てを講じていくところに、認知療法の意義があるのです。

考えの偏りに気づく

自分の考えに縛られないで現実を見る力を育てると書くと、何か難しい感じがするかもしれませんが、これはいつも私たちがとっている対処法でもあります。ですから、何も特別なことではなく、もともと自分が持っていた力を取り戻す方法だと考えてほしいと思います。

そこで、私自身の例を使って、少し説明してみます。

私は、そそっかしいので、思いがけない失敗をしてしまうことがあります。ずっと前のことになりますが、講演の準備をしているときのことです。私は、講演会の主催者に自分のパソコンを持って行って話をするということを伝えました。

そのころ私が使っていたパソコンは、特別なアダプター（接続機器）が必要なものでした。その話を事務局の人にすると、その人は会場で本当に使えるかどうか心配をされました。もし、何か不具合があってパソコンが使えないようなことになったら困る。せっかくいらした聴衆の方々に迷惑がかかってしまう。事務局の人は、そう考えて不安になったのだろうと思います。このように、現実がはっきりとわからない段階では、良くないことが起こるかもしれないと考えて不安になることがよくあります。うまくいかないかもしれない、つまり危険だと考えると不安になるのです。危険の認知が不安を引き起こした良い例です。このように、危険の認知は問題を事前に感知して予防策を講じるきっかけを提供します。不安はこころの警報機だとも言えます。

それに対して私は、いままで問題がなかったので大丈夫だと返事をしたところ、事務局の方は安心したようでした。危険性が減ったこと、またそれに対処できることがわかったからです。これが、不安の認知とその解消法ということになります。

ところが、私が講演の当日に家を出ようとしたときに、そのアダプターが見当たりません。私は、「しまった」と思いました。アダプターがないとパソコンはつながりません。私としては事務局の方に「大丈夫ですよ」と大見得を切っているのですから、申し訳ない気持ちでいっぱいです。当然かもしれませんが、こころのなかで自分を責め始めました。「あんな大見得を切らなければよかった」とか、「こんなことになって恥ずかしい」とか、「いっそのこと行かないほうがいいんじゃないか」とか、こころの中でいろいろと考えます。

そのとき私は、私なりにいくつかの解決策を考えました。たとえば、途中でコンピュータ店に行ってアダプターを買うという方法があります。しかしこの解決策も、特殊なものだから売っていないかもしれず、それだけでは不安です。

ところが、ここで私は他にもコンピュータを持っていることを思い出したのです。そして、「じゃあ、二台持って行ってもいいし、あるいは情報を記憶させた媒体（メモリー）を持って行って会場のコンピュータに情報を移し替えてもいい」と考えました。これで三つの解決方法を考え出したことになります。

そこまで考えて、私はようやく安心することができました。最初は「思いがけない失敗」のように思いましたが、最終的には「失敗」しなくてすんだわけです。

もし私がうつ状態だったとすれば、「ああ、やっぱり自分はダメな人間だ。また、こんな失敗をしてしまった」と決めつけて、自分を責めることになるでしょう。「事務局の方にあきれられてしまう」「もう行ってもむだだ、みんなに迷惑をかけてしまう」と考えて、閉じこもってしまうかもしれません。

しかし、そのように決めつけてしまっては、問題は解決できません。

このようなときに認知療法では、いろいろ柔軟に考えて、問題に対処したり解決したりすることが大切だと考えます。「やっぱり自分はダメなんだ、いつもいい加減で、もっときちんとしてないといけないのに」などと自分を責めたりあきらめたりするのではなく、この例のように解決方法を考えていく。そのための前段階として、認知の修正をしていくことが認知療法の重要なポイントになります。

「ポジティブ思考万能説」のワナ

うつ状態になると、私たちは、何事も悲観的に考えるようになり、本来の自分の力を発揮できなくなります。意識しないうちに、悲観的な自分の世界に入り込んでしまっています。認知療法では、そうした悲観的な自分の世界から少し顔を上げて、現実に目を向けながら新しい考え方ができるように手助けしていきます。

誤解しないようにしていただきたいのですが、考え方を変えるといっても、ネガティブ思考をポジティブ思考に変えれば良いというものではありません。そんなに簡単にポジティブに考えられるようなら、あなたも悩んでいないはずです。気持ちを切り替えようと思っても、それがなかなかできない。だから悩んでいるのです。そうしたときに、無理に考えを変えようと思ってもできるものではありません。できない自分がダメ人間のように思えて、ますますつらくなるだけです。

それに、ポジティブ思考が良いかというと、必ずしもそうではありません。良い面ばかり見ていると、思いがけず失敗することがあります。

私たちには、長所もあれば短所もあります。順調に進めることも、うまく前に進めなくなることもあります。ですから、マイナス面ばかり見るのも、逆にプラス面ばかり見るのも問題です。

以前に、武道の指導者から、自分が強いと思っていると思いがけず負けることがあるという話を聞いたことがあります。自分の弱点に目が向かなくなって、無理に相手に攻め込み、相手から思いがけない反撃を受けることがあるからだというのです。そうしたときには、自分と相手の長所と短所をそれぞれ理解して戦うことが大事です。自分の苦手な部分をカバーして、相手の得意なスタイルを避けながら相手の弱点をつくことができれば、自分の力が最大限に発揮できるようになります。

自分はなぜ悩んでいるのか

それに、私たちが悩みを持つのには理由があります。親しい人とけんかをしてしまったとき、仕事が思ったように進まないでいるとき、思いがけないミスをしてしまったとき、など、その理由は様々です。しかし、何も考えないでただ前向きでいては、かえって問題が大きくなるだけです。

そうしたときにはちょっと立ち止まって、自分が直面している問題にどのように対処すればいいか、考える必要があります。けんかしてしまった人とどのようにすれば仲直りできるか、自分の気持ちをわかってもらうにはどうすれば良いか。停滞している仕事を先に進めるための方策は何かないか、ミスを取り戻すためにできることはないか。自分一人で対処できるのか、それとも他の人にも助けを求めたほうが良いのか。このようにいろいろと考えて問題に対処していくことが必要で、悩みには、そうした対応が必要だということを伝える、こころのメッセージとしての意味があります。

それなのに、「そんなに悩むのはよそう」、「とにかく前向きに考えよう」と言ってしまうと、せっかくのこころのメッセージを無視することになってしまいます。

もちろん、うつや不安が強いときには苦しくて考える気力がなくなってしまうことだってあるでしょう。そうしたときに無理をするのは良くないのですが、つらい気持ちが少し楽になってちょっとひと息つけたようなときに、自分が悩んでいることにどのような意味があるかを考えてみると良いでしょう。

これはまた、悩んでいる人から相談を受けたときにも同じです。もちろん、つらいという気持ちに共感して話を聞くことは大切です。つらい気持ちを一緒に体験してもらえる人がいるだけでも、気持ちが楽になってくることはよくあります。そして、それと同時に、その悩みがその人にとってどのような意味を持っているかを考えながら話に耳を傾けてアドバイスをすると、その人の役に立つことが多いものです。

「自動思考」に気づこう

ここまでに、うつや不安を強く感じるようになっているときには、認知が極端に偏っているということを書いてきました。それでは認知の偏りに、私たちはどのようにすれば気づくことができるのでしょうか。

認知とは、ものの受け取り方や考え方といった意味だということは先に書きました。認知は、自動思考とスキーマの二つのレベルに分けて考えることができます。自動思考は比較的表層的なもので、ある体験をしたときに瞬間的に頭の中を流れる思考やイメージを指します。自然に、そして自動的にわき起こってくる考えやイメージという意味です。認知療法では、この自動思考を手がかりにしてこころの整理をしていきます。

認知療法の創始者のアーロン・T・ベック博士は、患者さんが、つらい気持ちになったときや気持ちが動揺したときのことを話したときに「そのときどのような考えが頭に浮かんでいましたか」と聞くことが大事だと繰り返し話していました。治療のひとつとして認知療法を受けている人も、毎日の生活の中で認知療法の考え方を応用している人も、「そのときに何を考えたか」「そのときにどのようなイメージが頭に浮かんでいたか」と自分に問いかけてみる習慣をつけてみてください。

先ほど私は、講演の当日家を出ようとしたときに、コンピュータのアダプターが見当らず動揺したという体験を紹介しました。そのときに私は、「しまった」と思って、いろいろと考えました。このようにその場で浮かんでいる考えは、とくに困った状況に直面したときに瞬間的に状況を判断し、すぐに対応策を立てるためには役に立つことがあります。しかし、その考えが極端すぎると、現実を客観的に見つめることができなくなって、かえって自分を追いつめてしまうことになります。

「ああ、やっぱり自分はダメな人間だ。また、こんな失敗をしてしまった」と自分を責めて、「もう行ってもむだだ、みんなに迷惑をかけてしまう」と考えて閉じこもってしまうと、解決できる問題も解決できなくなってしまいます。自動思考が、その人の気分や行動に影響し、さらに気分や行動が自動思考に影響をするという、悪循環に入り込んでしまいます。

思うように事態が改善しなかったり、つらい気持ちが続いたりしているときには、そうした自動思考に無理なところがないかどうか確認してみてください。自分の思い込みの世界に入ってしまっていることが、よくあります。そうした確認と気づきの作業をしていくのが、認知療法です。

「スキーマ」という落とし穴

自動思考の基礎になっているその人なりの「こころのクセ」を、「スキーマ」と呼びます。これは、自動思考のようにその場その場で瞬間的に浮かんでくる考えやイメージとは違って、その人がずっと持ち続けている基本的な人生観や人間観です。これは、生まれながらの素質と環境の要因の影響を受けながら、それまでの体験を通して形作られてきた個人的な確信で、その人のこころの規則になって考え方や行動をコントロールしています。

スキーマは、その時々の自動思考の内容や行動のパターンに影響します。「自分には力がない」というスキーマの強い人は他の人からの援助の有無に敏感になりますし、「自分は強い」と確信している人は危険に対する評価が甘くなります。「世の中は危険だ」と考えている人は危険の兆候を見逃さないようにしようと警戒心が強くなりますし、「世の中の人はみんな優しい」と信じている人は、他の人の否定的な反応を肯定的に解釈しがちになります。

また「人から愛されなければ生きている価値がない」と考えていると愛や別れに対して敏感になりますし、「人から嫌われてもどうってことはない」と考えていると人の反応に鈍感になります。

スキーマは、こころの中でずっと続いているもので、自分にとってはごく当たり前で、自然に受け入れているものです。そのために、最初からそれに気づくことは困難です。ですから、認知療法ではまず自動思考に注目して認知の偏りを修正し、現実に目を向けながら問題を解決していく中で、次第にこころの規則にも目を向けていくようにします。

精神科医にできること

認知療法について私が書いたものを読んだ読者の方から質問をいただくことがあります。すぐにお返事できないことも多いのですが、質問やお便りをいただくと、読者の方々の考えや気持ちがわかるのでとても助かります。

いまでは少なくなりましたが、精神科医というのは目の前にいる人の心がわかるものだと誤解する人がいます。そのために、なかば冗談まじりですが、雑談をしていてもこころが読まれているような気がして落ち着かないと言われることがあります。また、目の前に座っただけで気持ちを楽にしたり問題を解決したりするための具体的な方法がすぐにわかって、良いアドバイスがもらえるのではないか、と期待されることもあります。

でも、そのような期待には認知の偏り、誤った思い込みの面があって、それに縛られているとなかなか楽になれません。私たち精神科医もすぐに患者さんのことが理解でき、問題の解決法がわかればどんなにか良いだろうと思うのですが、人のこころはそんなに簡単にわかるものではありません。精神科医は占い師ではないのです。お互いに話しあいながら少しずつ理解を深めていくしかありません。

そのためには、患者さんからいろいろな話を聞いたり、患者さんに質問してもらったりすることがとても大事になります。問題を解決する方法についても、人によって良い方法は違いますから、患者さんと一緒に少しずつ考えていく必要があります。そのときに家族や友だち、職場の人たちに協力してもらえればもっと良いでしょう。私たちはいろいろな人と話をすることで、自分の思い込みから少しずつ自由になって、バランスの良い考え方ができるようになるからです。

認知の修正

私が文章を書いているときのことを例に、認知についてもう少し説明してみます。私が何か書くときには、自分なりの考えにそって書いています。ですから、自分では論理立てて書いていると思っていても、他の人が読めばよくわからなかったり、私の考えとは違う方向に理解をされたりすることが出てきます。そのため、友だちや読者の方々からの質問で、自分が書いたことが私の意図とは違った形で理解されていることを知って、驚くことがあります。

同じようなことは、人と話をしているときにも起こります。自分が言ったことやしたことをまったく誤解されてとまどうという体験をしたことのある人は少なくないはずです。これは、伝え方だけの問題ではなく、書く人と読む人、話す人と聞く人、それぞれが自分の思い込みに縛られている面があることも関係しています。

私たちは、いくら相手の人の立場に立って考えたり感じたりしようとしても、自分の考えや思いにどうしても引っ張られてしまいます。それがお互いの誤解のもとになりますし、気持ちが通じあっていないように感じてつらくなったりもします。これを認知療法的に理解すれば、それぞれの人の認知のズレが人間関係に影響しているということになります。

そうしたズレをできるだけ小さくするには、相手の気持ちについて質問したり自分の考えを伝えたりすることが大切です。お互いに率直に話しあっているうちに、お互いの気持ちや考えがわかってきます。そのようにしているうちに他の人の考えに触発されて、自分の中に新しい考えや解決法が浮かんでくることもあります。

話しあいが気づきをうながし、思い込みから解放されるからです。これを、認知療法では「認知の修正」と呼びます。認知の修正というと何か難しいことをするような印象を持ちますが、このように日常生活の中での気づきを大切にしながら、できるだけ自由にバランスよく考えるようにすることなのです。そしてそれがこころの元気の素《もと》になるのです。

柔軟に考える余裕を

私たちは、自分なりの思い込みの世界に閉じこめられているとつらくなりがちになります。一方、そうした思い込みの世界から少し自由になってバランスよく考えられるようになれば、こころは元気になってきます。

うつ状態のとき、私たちは、自分を責めるようになっていますし、人間関係にも自信をなくしています。そして、将来についても、どうしても暗く考えてしまうようになってしまいます。

このように、自分自身、周囲との関係、将来の三つの領域に対して悲観的に考えるようになっている認知の状態を、アーロン・T・ベック博士が「否定的認知の三徴」と呼んだことはすでに紹介しました。そのように悲観的になって悪い面にばかり目を向けているようになると、ますますこころの元気がなくなっていきます。そうしたときに考え方を変えて、少しでも良い面に目を向けられるようになると、気持ちが楽になってきます。

そもそも、このような悲観的な考えは自分のこころの中で作り出されたものです。少し落ち着いて考えればわかることですが、全然取り柄《え》のない人間、まったく何もできない人間というのは、想像の中では存在しても、現実に存在するとは思えません。人にはそれぞれに取り柄があります。だからこそこれまでいろいろなことができてきているのです。

ところが、うつの状態になると、自分の良いところが目に入らなくなり、欠点ばかりが目につくようになってきます。私たちは、他の人の前では通常、取り繕って良い面しか見せないものです。ところが、自分に対してはそのように取り繕えないため、欠点が次々と目に入ってきます。

ある一人の人がすべての人から嫌われるということも考えられません。家族や友だちとはもちろんですが、ちょっと知りあっただけの人との間でも、話をしたり手助けをしたりすることはよくあります。「袖振りあうも多生の縁」というのは、そうした人と人の触れあいをうまく表現した、先人たちの知恵が凝縮された言葉です。少しでも交流があれば、そこから多少なりとも相手を思う気持ちがわいてくるものです。ところが、うつになると、そうした人間関係の良い面が見えなくなってきます。

将来の出来事にしても、うつのときには極端に悲観的に考えてしまいます。私たちの生活の中で、これから何が起こるのか、そんなに簡単にはわかりません。良いこと、良くないこと、予想外のことがいろいろと起きてきます。ところが、うつ状態になると、これからずっと良くないことが起きるに違いないと決めつけてしまうようになるのです。

ご自分のうつ病体験を『やまない雨はない』（文藝春秋）という本にまとめた気象キャスターの倉嶋厚《くらしまあつし》さんは、講演の中で「天気予報も当たらないけど、人生予報も当たらない」とおっしゃっていました。三年前、五年前に自分が予想していたことを思い出していまと比較してみてください。思いがけない出来事が結構起きていることに気づくと思います。

そうは言っても、予想が当たることもありますから、考えていることがすべて間違っているというわけではありません。考えていることには当たっていることも間違っていることもあります。ですから、「全部間違いだ」とか「全部当たっている」と決めつけるのではなく、「現実はどうなんだろう」としなやかに考えてみる。その余裕を持つことが、こころを元気にするためには大事です。

気持ちを切り替えるために「考え」に注目する

認知というのは、ものの受け取り方や考え方のことです。私たちの感情や行動は、その時々の認知の影響を受けています。その認知を変えることで、悪循環を解消しようとするのが認知療法です。

でも、どのようにすれば認知を変えることができるのでしょうか。考え方を変えれば気持ちが楽になるかもしれないと思っても、そんなに簡単に考え方を変えられない人は多いのではないでしょうか。

たしかにその通りです。単に頭の体操をするだけで考え方を変えることはできません。考えを修正するためには、自分の思い込みに縛られないで現実に目を向け、自分が考えていることと現実とを見比べる必要があります。自分の考えがどの程度現実に根ざしたものかを見極めることが大切なのです。

そのときには、気持ちが動揺したときに自分の頭の中に浮かぶ考えに注目するようにします。前に、親しくしている人にメールを送って返事が来なかったときの例を挙げました。そして、同じ状況でも、「嫌われた」と考えると悲しくなり、「怒らせた」と考えると不安になり、「ひどい」と考えると腹立たしくなると説明しました。このことからも、「嫌われた」「怒らせた」「ひどい」など、頭に浮かんでいる考えが気持ちに影響していることがわかります。

認知療法では、このように頭に浮かんでいる考えを切り出してみるのです。このような考えを「自動思考」と言うことは前に紹介しました。何かが起きたときに、瞬間的、自動的に頭に浮かんでくる考えという意味です。私たちの感情や行動は自動思考にずいぶん左右されています。

ですから、私はカウンセリングで、ストレスを感じたり気持ちが動揺したりしたときの話が出ると、「そのときにどのようなことを考えていましたか」「『考え』というほどまとまっていなくても、何か思い出したり、イメージのようなものが浮かんだりしていませんでしたか」と患者さんに尋《たず》ねるようにしています。そしてそのときの考えを、現実を通して確認していく作業がそれに続きます。

読者の皆さんも、気持ちや行動をコントロールしたいと考えたときには、気持ちが動揺したときの考えやイメージに注目して、それが極端になっていないかどうかを調べてみるようにすると良いでしょう。

もちろん、いつも自分の考えやイメージに気づけるわけではありません。あまりに動揺しすぎて、頭が真っ白になるときもあります。気持ちは思い出せても、考えは思い出せないときもあります。そのようなときには無理をしないで、次に同じような状況に出会ったときにどのように考えているかを振り返ればいいのです。「すぐに何でもできるようにならなくてはいけない」というのも、自分を縛る極端な考えです。ゆったりと構えて、少しずつ進めていくことが大切です。

ここで注意しておいてほしいことがあります。それは、自動思考が間違っているとか正しいとかという判断を急がないということです。また、間違っているか正しいかどちらかだという考え方をしないことです。どの部分が極端でどの部分が現実にそった判断なのか。そのことを、現実を通しててていねいに確認していくことが大事なのです。次項からは、その具体的な方法について解説していくことにします。

自分の「こころのクセ」を知る

私たちは、同じ出来事に出会っても、皆同じように考えたり感じたりするわけではありません。人それぞれに受け取り方や感じ方が違ってきますが、それは人それぞれにスキーマと呼ばれる「こころのクセ」があるからです。しかもそのクセは、ストレスを感じるような場面で強くなります。自分にとって自然な考え方をするほうが、こころのエネルギーを使わなくてすみますし、安心してストレスに対応できるからです。そうした「こころのクセ」のおかげで、私たちは困った場面を切り抜けることができるのですが、ときにそのクセが強く出すぎると、現実が見えなくなって自分の思い込みの世界に入ってしまうことになります。

そうしたときには、もう一度自分の考え方を振り返って、現実に目を向け直してみることが大切です。精神的につらくなっているときは、一般的に、現実を見ているようできちんと見ておらず、悲観的になりすぎていることが多いからです。

もちろん、悲観的な考えが現実に近いこともありますが、そうでないことのほうがずっと多いのです。ですから、ちょっと現実を振り返ってみると、思い込みから自由になって気持ちが楽になるのです。

そのためには、自分の心のクセをあらかじめ知っておくことが役に立ちます。「またこんなクセが出た」と早めに気づくことができるからです。私は田《た》島《じま》美《み》幸《ゆき》先生と「こころのクセ」チェックテストを作ってみました（巻末の付録1「こころのクセ」チェック）。比較的気持ちが落ち着いているときにこのテストで代表的な六つの「こころのクセ」の強さをチェックして、それが強くなりすぎないように予防することができます。つらくなっているときには、どのような「こころのクセ」が強くなっているかを知って、バランスの良い考え方を取り戻すことができます。

これは、正しいか間違っているかを判断するためのテストではありません。自分を知るためのものです。ゲーム感覚で、気軽に試してみてください。

認知療法の流れ

認知療法の効果を実証し、健康保険の診療報酬の対象となる基盤を作った厚生労働科学研究「精神療法の実施方法と有効性に関する研究」研究班が使用した認知療法マニュアルの流れを簡単に紹介します。

それによれば、まず患者さんの性格や気質、生い立ち、発症のきっかけや症状の継続に影響している問題について詳しく尋ねて、患者さんの考え方の特徴（スキーマ）を明らかにします。そして、どのような考え方が問題になっているか、それに対して認知療法はもちろんのこと、薬物療法や環境調整をどのように治療に取り込むかを判断します。これを「症例の概念化」と呼びますが、その情報は患者さんにも説明して、理解を共有します。

認知療法では、こうした全人的な患者理解に基づいて面接の方針を立てることと、患者さんと治療者とが協力して治療を進めていく「協同的経験主義（collaborative empiricism）」と

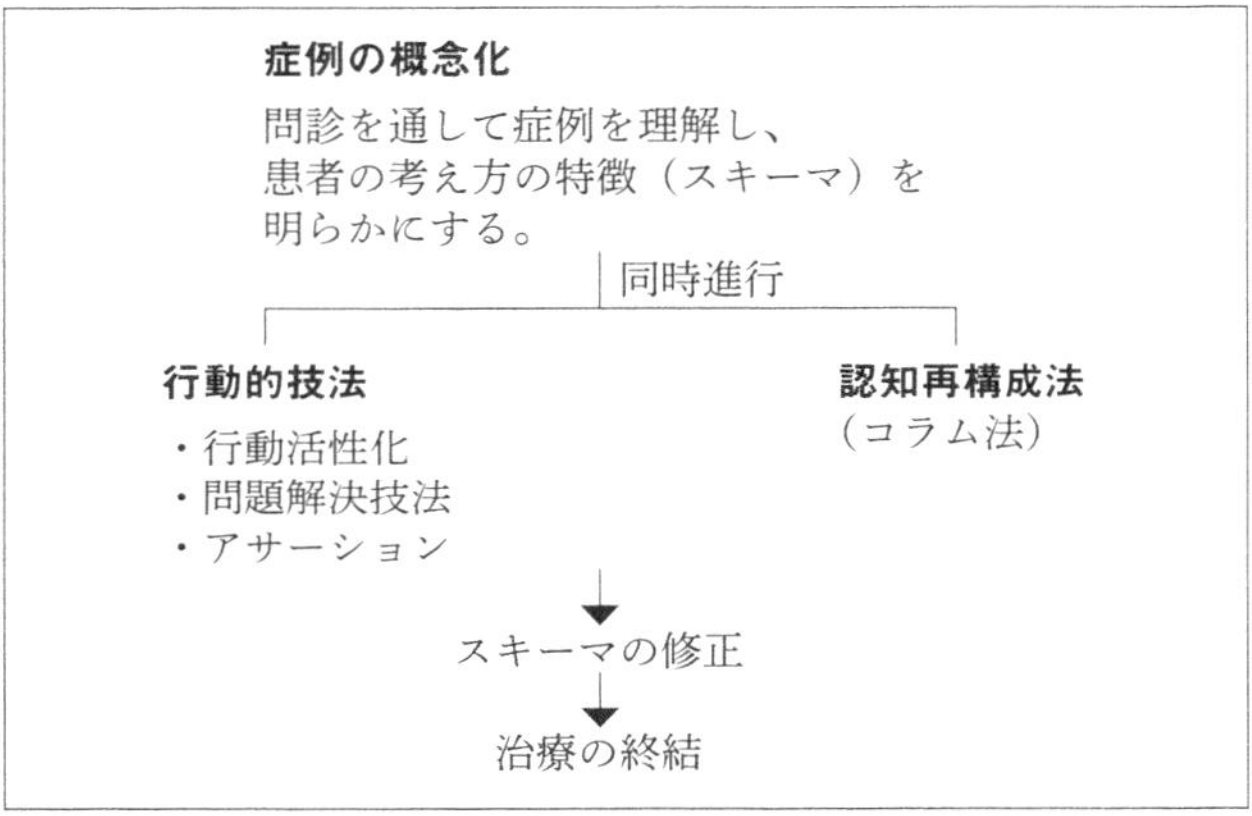

図 1-1　治療フロー図

呼ばれる治療関係が重要な意味を持っています。

続いて、治療者は、患者さんの問題を一緒に整理しながら、日常の生活の中で楽しいことややりがいのあることを増やしていく「行動活性化」、具体的な問題を解決するスキルを伸ばしていく「問題解決技法」、自分の気持ちや考えを適切な形で相手に伝える「アサーション（主張訓練）」など、様々な行動的技法を用いて考えのバランスをとり、うつや不安などを和らげていく過程を手助けします。

それと並行して、患者さんの気持ちが大きく動揺したりつらくなったりしたときに、どのようなことを考え（自動思考）、それが気分や行動にどのように影響しているかを現実にそいながら検討していきます。これが「認知再構成法（コラム法）」と呼ばれる方法で、そうすることで、自動思考の内容と現実との「ズレ」に気づくことができ、柔軟でバランスの良い考え方ができるようになって、気持ちが楽になります。

そのほかに認知療法では、最後に、患者さんのこころのクセ（スキーマ）を理解して患者と共有し、必要であればそのスキーマを修正し、治療が終結することになります。

こうした治療プロセスの詳細な内容は、拙著『認知療法・認知行動療法 治療者用マニュアルガイド』（星和書店）もしくは厚生労働省ホームページの「心の健康」(http://www.mhlw.go.jp/bunya/shougaihoken/kokoro/) にありますので参照してください。

コラム——コンピュータ支援型認知療法「うつ・不安ネット」

欧米では、専用のコンピュータもしくはウェブを用いるコンピュータ支援型認知療法が用いられるようになっています。コンピュータ支援型認知療法は、上手に使えば人が行う認知療法に匹敵する効果があるだけでなく、一定の作業をコンピュータに任せられることもあって、より効率的に認知療法を提供できると考えられています。

私は、二〇〇八年一一月に携帯電話を利用したセルフヘルプ用の認知療法活用モバイルサイト「うつ・不安に効く.com」（現在は「うつ・不安ネット」と改称）を監修、開設しました。その後、四〇〇件以上の内容を解析した結果、約八割の利用者の方が有用性を実感していることがわかり、二〇一〇年四月にはウェブ版「うつ・不安ネット」（一部をのぞいて有料、モバイル、ウェブともにhttp://www.cbtjp.net/）を開設しました。現在は、職場のメンタル不調の予防や復職支援などにも利用され始めています。

以下に、ウェブ版の特徴を紹介します。

①「簡易抑うつ症状尺度（QIDS-J）」（巻末の付録2 QIDS-J うつ度チェック）を使って、サイト上でうつ度のチェックができます。
②認知再構成のために、困った状況、そのときの感情、自動思考、自動思考の根拠と反証を書き込んで、考え方のバランスをとる練習ができます。自動思考の根拠と反証を書き込むと適応的思考の案が自動返信されてきて、それを推敲することでバランスの良い考え方をする練習ができます。
③「こころ日記」を使って自分のこころに目を向けながら毎日の生活を整理したり、「こころ体温計」や「こころの変化天気図」を使ったりして行動活性化の手助けをします。行動活

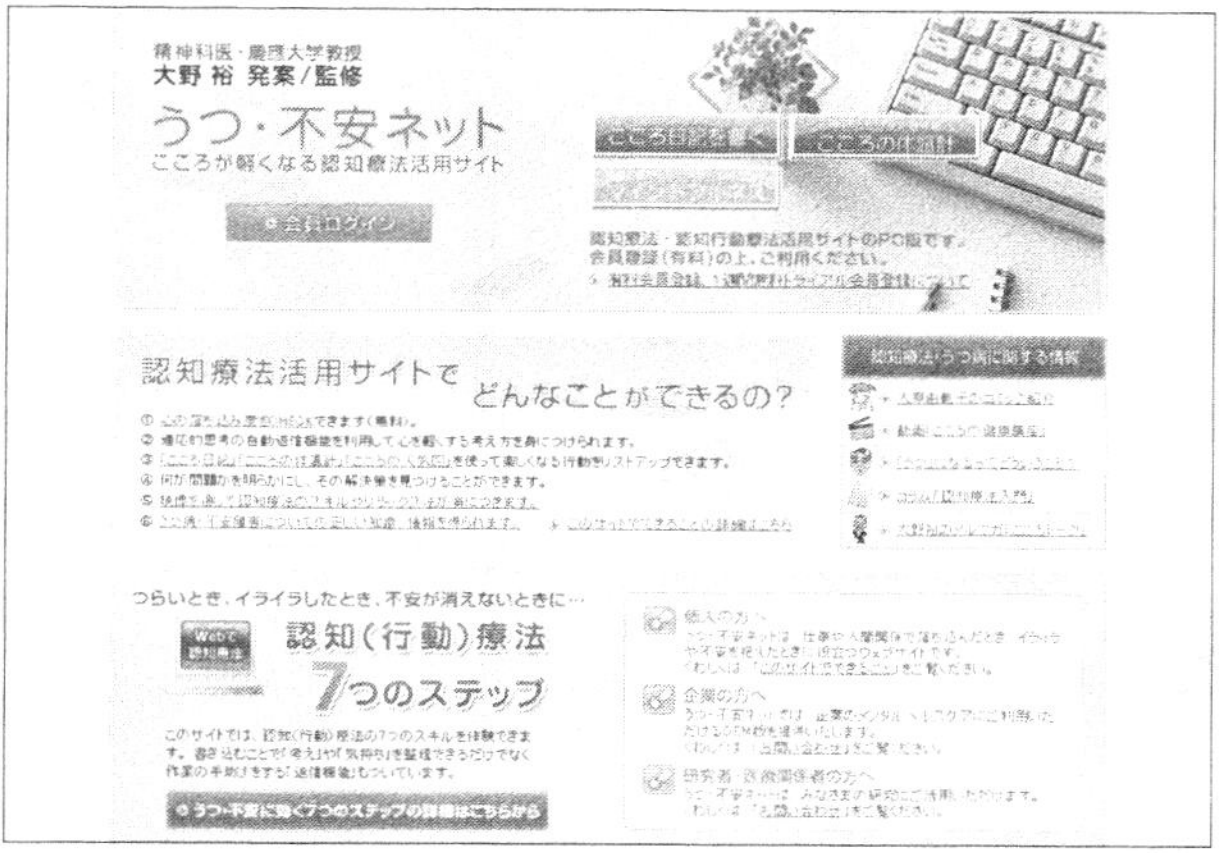
精神科医・慶應大学教授
大野 裕 発案/監修
うつ・不安ネット
こころが軽くなる認知療法活用サイト
認知療法活用サイトで どんなことができるの?
つらいとき、イライラしたとき、不安が消えないときに…
認知(行動)療法
7つのステップ

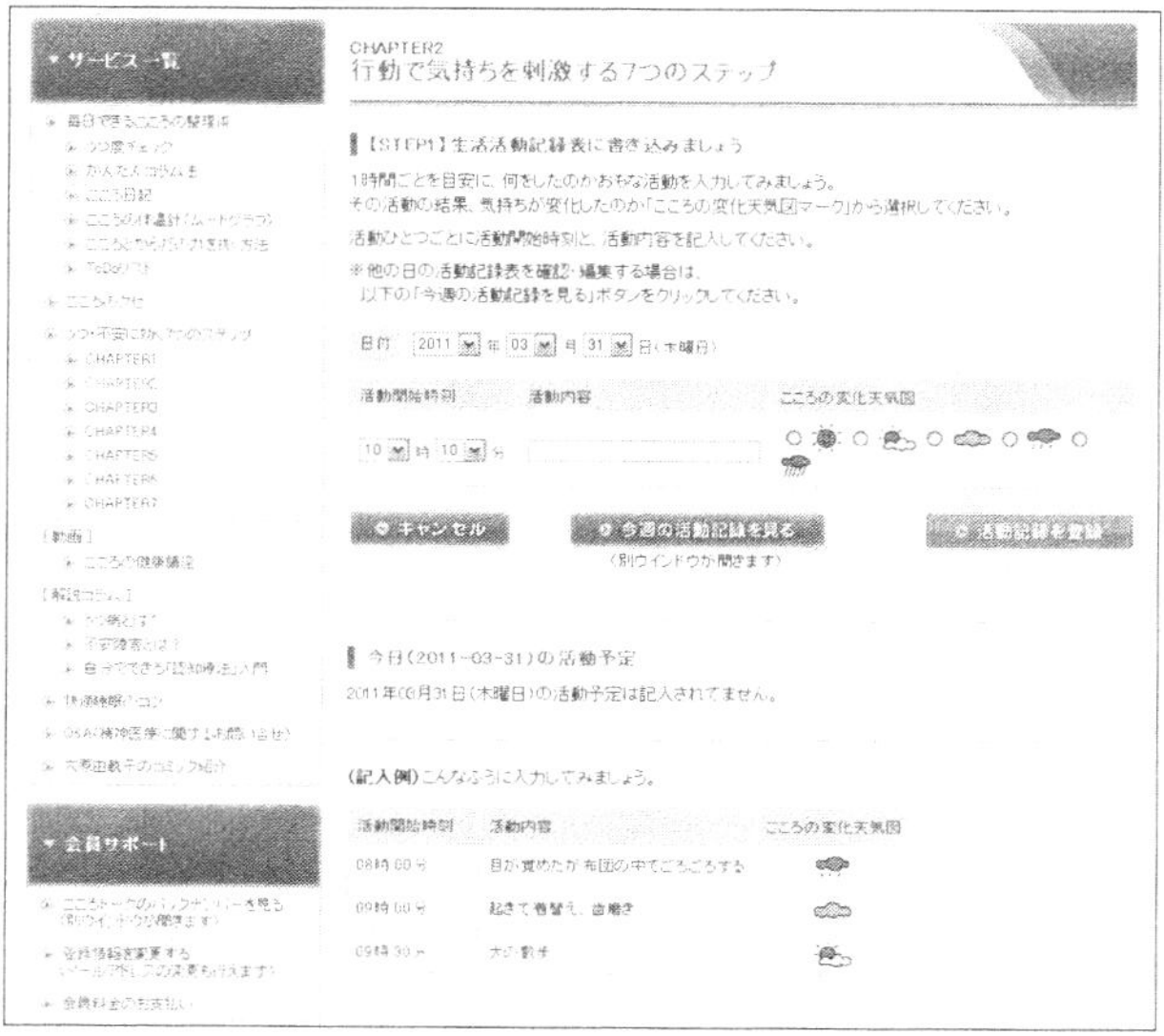
サービス一覧
CHAPTER2
行動で気持ちを刺激する7つのステップ
【STEP1】生活活動記録表に書き込みましょう
1時間ごとを目安に、何をしたのかおおな活動を入力してみましょう。
その活動の結果、気持ちが変化したのか「こころの変化天気図マーク」から選択してください。
活動ひとつごとに活動開始時刻と、活動内容を記入してください。
※他の日の活動記録表を確認・編集する場合は、
以下の「今週の活動記録を見る」ボタンをクリックしてください。
活動開始時刻
活動内容
こころの変化天気図
キャンセル
今週の活動記録を見る
(別ウインドウが開きます)
活動記録を登録
今日(2011-03-31)の活動予定
2011年03月31日(木曜日)の活動予定は記入されてません。
(記入例)こんなふうに入力してみましょう。
会員サポート

性化のセクションでは、楽しみややりがいのある行動をリストアップしたり、逆に気持ちがつらくなる活動をリストアップしたりすることができます。

④問題解決の技法を用いて、効果的で実行可能な解決策を考えることができます。解決策とその評価をいくつか書き込むと、評価が高い順に並び替えることができます。

⑤うつ病や不安障害の説明、認知療法のスキルやリラックス法が、テキストや動画などで解説、紹介されています。マインドフルネス（第四章コラム）による気づきを助ける動画も活用することができます。

⑥毎週金曜日に私のメルマガが届きます。

「うつ・不安ネット」では、図のように晴れや曇り、雨のマークで、ある活動をしたときのこころの状態を表現するようにしています。そのほうがわかりやすく、簡単だからです。わかりやすさと簡単さというのは、こうしたことを長続きさせるためには大切な工夫です。

また、毎日の活動を振り返って整理できるように、晴れマークのついた活動や曇りマークのついた活動を一覧表にして見ることができる機能や、それをもとに「ToDoリスト」に載せていく機能がついています。

第二章　まず行動を少しだけ変えてみよう

あきらめないで行動を起こしてみる

認知療法というと、考え方ばかりに目が向きがちです。たしかに、気持ちを切り替えるのに考え方に目を向けるのは効果的な方法です。バランスの良い考え方ができて、それまでの考えからいくらかでも自由になることができれば、いたずらに自分を責めなくてすむようになりますし、現実に目を向けて問題を解決するための工夫をすることができるようになります。

しかし、考えではなく、行動を少し変えるだけで気持ちが切り替わることもあります。それに、現実に困った問題を抱えていて悩んでいるときに、いくら「悲観的に考えすぎないようにしよう」と考えても、つらい気持ちは続きます。また、気持ちが晴れないからといって一人で部屋に閉じこもっていると、ますます気持ちは沈み込んでいきます。

こうしたときには、現実の問題に目を向けてそれを解決したり、気持ちが晴れるような行動を少しずつでも増やしたりしていくと良いでしょう。そのときに役に立つのが、「行動活性化技法」や「問題解決技法」といった、行動に働きかける方法です。

このような話をすると、「何をしても楽しいと感じることはないので、気持ちが晴れることをするというのは無理です」と、あきらめたように言ったり、「問題を解決することなんて、本当にできるんでしょうか」と疑問を感じたりする人がよくいます。

たしかに、何かをしようとしても、こころや身体のエネルギーがなくなってしまって動けないときがあります。そうしたときには、無理に動こうとしないで身体やこころを休めて、エネルギーがたまってくるのを待つ必要があります。

しかし、楽しいことがないからといって部屋に閉じこもっていたのでは、気が晴れることはありません。いつのまにか、つらかったことや嫌だったことを思い出して、その考えで頭がいっぱいになり、気持ちがふさぎ込んできます。そうして、「何も楽しいことはない」という考えだけが、強まってくることになります。

ここでも、極端な認知が可能性を狭めていることがわかります。問題を解決しようとする前に、「とうてい無理だ」と思い込んであきらめてしまう。「何をやっても楽しくない」と先読みをしてあきらめる。自分の悲観的な考えに縛られて、身動きがとれなくなっているのです。

思い切って行動すると、意欲がわいてくる

うつ病は楽しめない病気です。また、動けなくなる病気です。そのために状況はますます悪化していきます。その状態を改善するためには、少しずつでも楽しめる可能性を探

り、動くことが大切になります。最近の脳科学では、何もしないでいると、何かをしようという気持ちにならないことがわかっています。何かをしたいという気持ちになるためには、行動を通して報酬系と呼ばれる脳のサーキット（回路）を刺激する必要があるのです。

うつ病のときには、休養が大事だと言われています。それなのに行動をしようというのは、矛盾しているのではないか。そう考える人もいるのではないかと思います。

たしかに、うつ病で体が動かないときには休養する必要があります。エネルギーがなくなっているのに無理に動こうとしても、動けるものではありません。そのようなときに、なんとか動かなくてはならないと考えて、それができないと、いかにも自分がダメな人間のように思えて、ますます落ち込んでしまいます。まずはゆっくり休んで、エネルギーを蓄えることが大切です。

しかし、だからといって休んでばかりいたのでは、何かをしようとする気持ちがわいてきません。何も行動しなければ、意欲はわいてこないのです。ですから、しばらく休養してエネルギーが少したまってきたときには、行動をすることを考えてほしいのです。思い切って布団から抜け出して、シャワーを浴びて外に出る。それだけで気持ちが切り替わることもあります。

「話はよくわかります。でも……」と考える人は、これまた多いでしょう。「でも、身体を動かせていたら、こんなふうにしていませんよ。何があっても楽しくないから、こうしているんです。何もしないんではなくて、何もできないんです」

そうなのかもしれません。しかし、その一方で、こうした考えが行動を邪魔している可能性もあります。

このような考えを、「自動思考」ということは、これまでに学んできました。とくに、私たちが「でも……」と考えるときには、気持ちが後ろ向きになっていることが多いので注意が必要です。まずは、こうした考えがどの程度当たっているか、現実に目を向けながら確かめることが大事だということはこれまで書いてきたとおりです。

それに、何もしないでいるとつらい状態が続く可能性が高いのです。だとしたら、この自動思考がどの程度正しいのか、どのように考えるのが現実的なのか、確かめてみたほうが良いでしょう。

できることから少しずつ

これまでに好きだったことを、ひとつでも二つでも試してみてください。それも、完全にすべてをするのではなく、できることから少しずつ始めてみるようにします。旅行が好きな人であれば、最初は、観光地の写真集を見たり、旅行に関係したエッセイに目を通したりしてもいいでしょう。これまでの旅行で撮った写真を見たり、旅行に一緒に行った友達と電話で話をしたりするのもひとつの方法です。一人で楽しむのも良いのですが、他の人と一緒に楽しい時間を過ごすことができれば、もっと良いでしょう。

もちろん、あまり無理をすることはありません。だからといって、何もしないと現実は変わってきませんし、気持ちも変化しません。自動思考に目を向けながら、肩がこらない感じのことから少しずつ始めてみてください。

そこでここからは、行動を変えて気持ちを楽にする方法について紹介していくことにします。このように書くと、考えを変えるのと行動を変えるのと、どちらが良いのかと疑問に思う方がいらっしゃるかもしれません。しかし、結論を急がないでください。どちらが良いか、とくに決まった法則があるわけではありません。人によって、そのときの体調やこころの状態によってあう方法は違ってきます。ですから、それぞれの方法を試してみて、より現実的な方法を選んでいただくのが良いと思います。もちろん、いくつかの方法を組み合わせてみても良いでしょう。

「活動記録表」のすすめ

ここでは、専門家の間で「行動活性化」と呼ばれる方法について練習してみましょう。

行動活性化というのは、達成感や楽しみを感じられるような活動を増やしてうつ病を治療する方法です。

こうした治療法が考えられるようになったのは、私たちは達成感や楽しみを感じられることをすると気持ちが晴れるが、何もしないでいるとますます気持ちがふさぎ込んでくるという事実があるからです。そうしたときに、行動をしていくらかでも変化が感じられれば（行動すること自体も変化なのですが）、「何をしても変わらない」という否定的な考えが修正されることになります。行動活性化を行うことによって実際に治療の効果があがったという学問的な研究の成果が報告されるようになっています。

しかし、うつ病になって、何かをしようという気力やエネルギーがなくなっているときに、達成感や楽しみを感じられることをするようにと言われても困るという人もいます。たしかに、うつ病のときは休養が必要だと言われてきましたし、疲れ切っているときには休むことが必要です。しかし、休んでばかりいたのでは、先に進もうという気力がわいてきませんし、できていない自分が目についてますます自信をなくすことさえあります。

そこで、うつが少し改善してこころや身体の疲れがとれてきたところで、達成感や楽しみを感じられるような行動を、無理のない形で始めるようにします。そのきっかけ作りに、「活動記録表」を使うと良いでしょう。活動記録表というのは、毎日三〇分刻みや一

	月曜日	火曜日	水曜日	木曜日
8時	起床　1点 着替え　2点			
9時	朝食　3点	起床　2点 着替え　3点	起床　2点 着替え　2点	
10時	犬の散歩　6点	朝食　3点	朝食　2点	
11時				
12時	昼食　6点			
1時	掃除　3点	昼食　6点	昼食　5点	
2時		犬の散歩　7点	犬の散歩　6点	

図2-1　活動記録表

時間刻みでどのようなことをしたかを表に書き出すものです。そして、そのときに、自分がしたことがどのくらい楽しかったか、それによってどれくらいの達成感を得られたかを、点数化するようにします。

朝起きたとき、着替えをしているとき、犬の散歩をしているとき、友達と電話で話しているときなど、いろいろな活動を表に書き込んで、その時々の達成感と楽しさの程度を記入していきます。これまでに経験した一番強い達成感や楽しさを10、そうしたことを何も感じられなかった場合を0とします。

活動記録表に活動を書き込むときには、具体的かつ簡潔に書くようにしてください。細かく活動を書きすぎる人がいますが、それでは長続きしない場合が多いからです。あまり細かくなりすぎると、書くこと自体にエネルギーがいるので疲れてきます。無理なく続けることができるように、できるだけ簡潔に記入するという工夫が大事です。

「楽しいことリスト」

時間枠をすべて埋めないといけないと考えてしまうのも、得策ではありません。細かく埋めようとすると、そのことだけに関心が向いてしまいますし、全部埋められなかった場合に、自分を責めることになりかねません。

活動記録表は、あくまでも達成感や楽しみを感じられる活動を見つけるためのものだということを忘れないでください。それさえわかれば、細かく書き込まれている必要はないのです。

一週間経ったところで、活動記録表を振り返ります。そして、達成感を感じられた活動や、楽しく感じられた活動を選び出して、リストを作ります。私はそれを「楽しいことリスト」と呼んでいますが、その「楽しいことリスト」を見ながら、次の一週間にその活動が増えるような計画を立てます。もし、選んだ活動をするのが難しい場合でも、以前に一緒にその活動をした人と時間を過ごすだけで気持ちが休まることがあります。そうしたことも考えながら、計画を立ててみてください。

私たちが毎日しなくてはならないことは、楽しいことだけではありません。洗顔や食事、洗濯や掃除、出勤など、日常的にしなくてはならないことがあります。家賃や請求書の振り込みなど、必ずしなくてはならないこともあります。こうした活動もリストアップして予定表に書き込んでおくと良いでしょう。

毎日の計画に反映してみよう

気持ちが落ち込んでいるときには、真面目になりすぎて、仕事に関連したことや責任の重いことを計画の中に入れようとする傾向が強くなります。それだけではなく、楽しむことに罪悪感を抱くことさえあります。「仕事を休んでいるのに遊びに行くなんて考えられない」「家族に負担をかけて自分だけ楽しむなんてことは許されない」と考えるのです。「楽しんでもその場かぎりだから」と考えて、何かをしようとする気持ちを抑えこんでしまうこともあります。

しかし、「楽しむ」という体験自体に気分を持ち上げる効果があるのです。「何をしてもダメだ」と考えている人が、一時的にせよ楽しめる体験ができると、自分の考えから自由になれますし、楽しさが心に残るようになってきます。

このように達成感や楽しみを感じられることを増やしていくのは、うつ病の治療だけでなく、こころの健康のためにとても大きな意味を持っています。そこで、これまでの活動記録表から、どのようなものに達成感や楽しみを感じていたかを見つけ出すようにしてほしいのです。満足できる行為、楽しめる活動を選び出して次の計画に組み込んでいくようにしてください。

そのときに、最近の活動だけではなく、これまでの体験を振り返ってみるのもひとつの方法です。楽しく、しかも有意義に感じられたことがなかったか。スポーツはどうか。楽しい旅行の思い出はないか。こうしたことをひとつひとつ振り返ってみてください。ピアノやギターなどの楽器演奏、カラオケ、コンサート、演劇、映画、絵画の鑑賞、外食、電話の長話、博物館、図書館、子どもと遊ぶこと、犬や猫を可愛がること、ショッピング……いろいろと考えてみてはどうでしょうか。

これまでに体験したことがなくても、これができれば楽しいだろうな、充実した時間が過ごせるだろうなと思えるものを選び出してみてもいいでしょう。もしどうしてもそうしたものが思いつかないときには、デパートやファッションストリートをぶらぶらと歩いて、楽しめそうなものや達成感を持てそうな趣味を探すのもひとつの方法です。

このようにして、楽しいことや達成感を持てそうな行動がはっきりしてくれれば、それを毎日の計画に組み込むのです。ここでも、一度に多くのことをしようとしないことです。

たくさんのことをしようとすれば、混乱して失敗する確率が高くなります。可能性のある行動をいくつか選んだ後は、簡単にできそうなものから優先順位をつけて、ひとつずつ順番にこなしていくようにしてください。

優先順位をつける

行動計画を立てて実行していくときには、予定したことをすべてこなさないといけないと考えないようにしてください。そのときの体調やこころの状態によって、できることが違ってきます。ですから、予定した行動に優先順位をつけておいて、そのときにできそうなことから順番にしていくようにしてください。

できることからできる範囲でやっていくようにすることが大事です。家で横になっていることが多い人は、まず日中に起きて家族と話したり、雑誌やテレビなどに目を向けたりすることから始め、散歩やサイクリングなどへと発展させていくと良いでしょう。半日だけは出勤できている会社員の方は、在社時間を少しずつ増やしていくようにしてください。

もちろん、体調が悪いときに無理に行動することはありません。ゆっくり身体とこころを休めながら、可能な範囲で、第四章で紹介するリラックス法を使ってみてください。またそのときに、何か悲観的な考えに縛られて行動できなくなっていないか、自分の考えをチェックしてみてください。

行動計画を立てることの意味

生活の予定を立てることには、いくつかの意味があります。

第一に、行動することによって自分の認知の歪《ゆが》みを見つめ直すことができます。

第二に、毎日の行動を整理することができますし、不必要に活動範囲を広げて身動きがとれなくなるという事態を避けることができます。まったく不可能なほど多くの量の仕事を引き受けてしまって一人で処理できなくなり、そのために休めなくなるのを防ぐことができるのです。

第三に、日常の行動をあらかじめ決めておくと、その時々に何をすればよいかを決めなくてもすむようになります。気持ちが沈み込んでくると、あれこれ思い悩んで、ひとつのことを決めるにも時間がかかるようになり、行動できなくなってきますが、逆に、予定が立っていると、行動を起こしやすくなり、焦らなくてもすむようになります。迷って決められないでいる自分を責めることも減ってきます。実質的な活動範囲も広がってきて、生活にある種のリズムが生まれてくるようになります。

第四に、どのようなことで楽しくなり満足できたかということに意識的に目を向けることによって、もう一度自分の快感を実感することができます。落ち込んでいるときには、つらいことばかりに関心が向きがちです。そのために「何も楽しいことはない」「人生なんてつらいことばかりだ」と考えるようになります。そのようなときに、楽しみや満足という視点から行動を振り返ることができると、本当は楽しめる自分であることに気づけます。

第五に、このように計画を立てて行動することによって、自分の気持ちや生活を、自分の力でコントロールできていると実感できるようになります。その結果、「私には何もできない」と考えなくてもすむようになるのです。

第六に、行動した後に計画を振り返ることで、自分がどの程度行動できるかを、もう一度客観的に見つめ直す機会を持つことができます。次に計画を立てるときの具体的なデータになるだけでなく、自分を客観的に見る練習ができるのです。またそのデータをもとに患者さんが、治療者や家族、友達と話をすることによって、コミュニケーションを深めることができます。

できることから行動範囲を広げていく

計画にそって行動ができるようになると気持ちが楽になります。だからといって、ただやみくもに計画を立てて行動すると、うまくいかない可能性が高くなったり、できない自分を責めるようになったりもします。

ですから、できることから始めていくことが何よりも大事です。些細《ささい》に思えることでも、何か達成できたり楽しめたりすると、「どうすることもできない」という絶望的な思い込みが和らいできます。もう少し複雑なもの、難しいものに挑戦してみようかという意欲もわいてきます。ですから、一度に全部のことに手をつけず、ひとつひとつ自分にできることから手をつけていくようにしてください。

そのときには、専門家が「段階的課題設定」と呼ぶ方法が役に立ちます。これは、目標に向かって段階的な課題を設定して、それをひとつずつこなしていく方法です。試験勉強の例を挙げると、まず自分の部屋に入って机に座ることから始め、最初は一〇分、次に三〇分、そして一時間と段階的に机の前に座っている時間を増やしていくようにします。それと同時に、机に向かってすることを少しずつ変えていきます。最初は自分が興味を持っていることが短時間できれば良いくらいに考え、その時間を次第に増やしていって、その中に勉強に関係したことを入れていくようにするのです。こうして、最終的に、何時間か勉強ができるようにもっていきます。

行動計画の立て方

ここで、行動計画の立て方のポイントを紹介しましょう。まず、行動の目玉を作るようにします。計画の中にひとつでも二つでも何か目玉になるようなものが含まれていると、生活に張りが出てきます。だからといって、何か特別なことをしなくてはならないと大げさに考えることはありません。ストレッチをする、買い物に出る、散歩に行く、ワープロを打つ、図書館に行く、など日常的な行動を入れるようにすると、無理なく生活空間を広げていけます。

このように行動しながら、何ができるかをチェックしてみてください。そのために、「何を」するかということに主眼をおいて計画を立てるようにしてください。「どの程度」できるかということは、その時々の条件によって違ってきますので、あまり問題ではありません。計画を立てていても、体調が優れないと、思っていたほどにはできないこともありますし、キャンセルしなくてはならないこともあります。

このとき、一度にすべてを解決しようとしないことも大事です。こうした活動は、解決のための第一ステップでしかありません。ここで大切なのは、行動をひとつひとつ積み重ねていくことです。そのなかに楽しい活動を入れると良いことは、すでに説明したとおりです。

日付　　月　　日（　　曜日）の予定

行動開始時刻	活動予定内容
時　　分	
時　　分	
時　　分	
時　　分	
時　　分	
時　　分	
時　　分	
時　　分	
時　　分	
時　　分	
時　　分	

表2-1　行動計画表

行動の目的や意味をはっきりさせておくことも大切です。できれば、行動をする場所や物を目的に応じて使い分けるようにしてください。ベッドは寝るためだけに使い、疲れをとったり身体を休めたりするときには、居間のソファーや茶の間の畳を使うようにします。本や雑誌は机に座って読み、テレビは横にならずに座って見るようにします。こうすれば、生活空間と行動とをバランス良く組み立てていけるようになります。

計画は大まかに

計画を立てたり行動したりするときには、柔軟性が大事です。そのためにも、計画があまりに細かくなりすぎないようにしてください。落ち込んでいるときには、計画もつい細かくなりがちです。失敗してはいけないという考えに縛られてしまうからです。「朝起きて、服を着替えて、歯を磨いて、新聞をとりに行って……外に出て、この道をこう通って散歩して……」といった、細かいことまで決めてしまうと、かえって息がつまってしまいます。何をすることになっているのかが大まかにわかれば良いと考えて、あいまいになりすぎない程度にざっくりとした計画を立てるようにします。

「計画をしたからには、それをすべてこなさないといけない」と考えることも少なくありません。しかし、こうした考えはいきすぎです。私たちは、予定したことをすべてできるわけではありません。実際に計画を実行してみて、計画に無理があったということに気づく場合もあります。

修正し、振り返る

計画は変更されるのが普通です。計画を立てていても、友達が突然やってきて、計画を変更しなくてはならないことがあります。散歩に出かけることを日課に組み込んでいるからといって、激しい雨の日まで散歩するというのは非現実的です。計画が予定どおり実行できない場合を想定して、本を読むなど、代わりの行動を考えておいても良いでしょう。

ここで大切なのは、行動を通して現実を見つめ、現実にあうように計画を修正していくことです。そうすることで、現実的なものの見方や考え方ができるようになってきます。ところが、こうした予定を立てると、とくに落ち込んでいるときには、「できなかったこと」ばかりに目が向くようになりがちです。「減点法」的態度ではなく、「得点法」的態度、つまり「何ができたか」を見るようにしてください。

逆に、計画した行動が予定より早く終わることもあるでしょう。レポートの作成に考えていたほど時間がかからなかったり、夕食の準備が比較的スムーズにいって時間があまったり、という場合などです。そうしたときには、焦って次の計画へと走り出さないで、少しゆっくりして、好きなことをしながら残りの時間を過ごすようにしてください。

計画を振り返る時間を持つようにすることも大切です。毎日の生活は計画どおり進んでいかないものです。必要に応じて部分修正しなくてはなりません。夜の時間を少しだけ使って、計画がどの程度こなせているか、そこからどのようなことを身につけたかを考えてみてください。楽しかったこと、役に立ったことを書き出してみるのも良いでしょう。「うつ・不安ネット」では、そうした目的で「こころ日記」をつけられるようになっています。

「できない」のではなく「していない」

気分が沈み込んでくると、「どうせ何をやってもむだだ」と考えて、引きこもりがちになります。これ以上傷つきたくないという思いもそこにはあります。ですから、何かを始めても、少しつまずいただけで不安になって、すぐにあきらめてやめてしまうことになります。

その結果、そのように何もできないで引きこもっている自分がダメな人間だと思うようになってきます。くよくよと考え込んで、結局こころの傷は深くなります。「これ以上傷つきたくない」と思ってとった行動のために、かえって傷つくというのは残念なことです。

「人に迷惑をかけないために」引きこもっていると言う人もいます。でも、そのようにこころを閉ざして引きこもっていること自体が、他の人の負担になっている可能性があるのではないでしょうか。これは、「人に迷惑をかけないために」自ら命を絶つという矛盾した行動に似ています。本当に相手の人のことを思うなら、まずこころを開いて話しあい、そして可能な範囲で行動し始めたほうが良いと、私は思います。

こうしたときに行動できないのは、能力がなくて「できない」のではなく、「していない」だけなのです。自分から動かない限り現実は変わりません。それに、成功するか失敗するかは、やってみなければわかりません。どうしようもないと考えていても、行動すればうまくいくことだってあります。もしそれでうまくいかなかったとしても、べつに何も変わりません。何もしないでいろいろなものを失うのも、行動してみて失敗するのも、「失う」という点では同じではないでしょうか。

行動すれば、仮にうまくいかなくても、次にどのようなことをすれば良いかという情報が手に入ります。少しずつでも行動できると、見える景色が違ってきます。

行動するのがつらいのには理由がある

行動するのが良いと頭でわかっていても、うつ状態のために、行動すること自体がつらく感じられることがあります。それは沈み込んだ気分のためのこともありますが、「○○しなくてはならない」という気持ちが強すぎるためにそうなっていることもあります。

そのようなときには、自分を叱咤激励しないとできないような行動ばかり選んでいることが多いのです。そうすると、うまくいっていない部分ばかりが目について、自分を責めるようになってきます。

なぜか無理な計画ばかり立てて、苦しんでいる場合もあります。義務感のために、前々から好きではなかったようなことばかり選んでいるようなこともあります。こうした状態では、気持ちに余裕がなくなり、しなくてはならないことに追いかけられ、ますます気持ちが沈み込んでいきます。

行動自体が問題なのではなく、その行動をどう受け止めるかという認知に問題がある場合もあります。否定的な認知が強すぎると、いくら満足できるはずの仕事をしても、減点法的にうまくいかなかったことばかり考えて達成感を持てなくなるのです。また、つらい気持ちにばかり目が向いて、そうした気持ちを敏感に拾いあげるようになっているために、楽しむ気持ちがマヒしてしまっていることもあります。それでは、ますます気持ちが沈み込みます。

行動の結果を評価して次に生かす

計画を実行した後には、それぞれの行動によってどのように感じたかを評価してください。予測がはずれたときには、どの部分がはずれたかをはっきりさせ、偏った考えを現実的なものに修正していきます。そうしておけば、次の計画を立てるときの資料としても利用することができます。満足できるような行動や楽しい気持ちになれるような活動を増やすためにはどうすれば良いかが、具体的にわかるからです。

そのときに、理想的な状態を基準に判断しないように注意してください。

うつ状態の人はどうしても、自分に厳しくなりがちです。一生懸命がんばってできたことも、元気なときを基準にして「こんなことはできて当たり前だ」と考えて、あまり評価しないことがあります。本来なら、「こんなに気持ちが沈み込んでつらいときなのに、これだけのことができた」と、満足したり、達成感を覚えたりしても良いはずの行動に対してさえ、そのように考えてしまうこともあります。そうすると、できなかった自分を責め、いっそう気持ちが沈み込んでくることになりかねません。

自動思考と快適睡眠

こころと身体の健康のためには、睡眠がとても大きな働きをしています。睡眠不足が続けば体調や心のバランスが崩れやすくなります。それだけに、私たちは眠れたかどうかを非常に気にします。

人間はもともと眠れないようにできているのだと言う専門家もいます。原始時代にぐっすり寝ていた人は、猛獣に襲われて生き残れなかったはずだ。夜寝ているときにちょっと物音がしただけでぱっと目を覚ませて、猛獣から身を守れた人の子孫が私たちなのだから、そう簡単に眠れるはずがないと言うのです。

そう言われてみれば、もっともな意見のような気がします。実際に欧米の研究では、床《とこ》

「8時間寝ないといけないのに、5時間しか眠れなかった」
「眠れないから早く床に入らないと……」
「昨夜寝るのが遅かったから今朝はゆっくりしよう」
「これだけは片づけて寝ないと……」
「寝つきを良くするために寝酒を……」
「いま何時かな……」

表 2-2　不眠のときに浮かびやすい自動思考

に入って寝つくまでに平均三〇分かかり、夜中に平均四回目を覚ますと報告しているものがあります。このように、そう簡単に眠れない体質の人は多いのですが、それでも眠れないのはつらいものです。巻末の付録3「快適睡眠のコツ」に、快適に眠るためのコツを紹介していますので参考にしてください。そのときに陥りやすい誤解、つまり認知の偏りに目を向けると良いでしょう。私たちが眠れないときに浮かびやすい自動思考を表2－2に書き出してみました。

コラム――「一度にたくさん」でなく、「できることからひとつずつ」

中学時代に最悪だった私の成績は、高校に入っても低迷したままでしたが、立ち直りのきっかけのひとつが英語の教師のアドバイスでした。いまでもはっきり覚えていますが、二階に上がる階段を上がりかけた教師が立ち止まって、私に一冊の本を手渡してくれたのです。

それは、英語の「主語」「述語」「目的語」「補語」の五つの組み合わせパターン、いわゆる五文型を解説した薄い本でした。そして穏やかに言いました。「大野、英語って簡単なんだ。この五つのパターンさえわかっていれば、後の言葉はそれを修飾しているだけなんだ。だから、修飾している言葉は考えないで、まず骨格の部分だけを見るようにすればいい」

それはとても簡潔で、わかりやすい説明でした。これなら私にもできるかもしれないと思わせる話し方でした。その本は薄くて、文字が大きく、内容は簡潔で、いかにもすぐに読めそうな気がするものでした。

いまになってみると、この教師は生徒指導がとても上手だったのだと思います。話し方や物腰はもちろん、話の内容や教材、どれをとってもできそうな気持ちにさせるものでした。私たちは人に教えようとすると、えてしてあれもこれもといろいろなものを一度に伝えようとしてしまいがちになります。一生懸命になるほど、その傾向は強くなります。その思いはわかりますが、学ぶ側からすると、そんなにたくさんのことはとてもできないという気持ちになります。そして、できない自分を責めてしまい、自信をなくすことになります。困ったときには、まずはできることからひとつずつ取り組んでいくことが大事です。ひとつできれば、次の課題に取り組もうという気持ちになり、それが先に進むエネルギーになるのです。

こうした態度は、人に教えるときだけではなく、自分に対するときにも大事です。自分が自分に無理強いしていないか、ときどき立ち止まって考えてみてください。

第三章　問題を解決する手順

問題を解決しましょう

認知療法というのは、現実を見ながら思い込みから自由になって、柔軟に、しなやかに考えられるようにして、気持ちを楽にする方法です。しかし、そのように考えを切り替えようとしても、簡単にできないこともあります。

大事な仕事が思ったとおりに進まないで気持ちがふさぎ込んでいるときには、仕事の問題をきちんと解決できなければ、気持ちは重いままです。人間関係でも同じです。大切に思っている人と行き違いがあったときには、やはり何が問題だったかを考え、お互いの関係を修復する手立てを考えなくてはなりません。

悩みを解決するためには問題を解決することが大事なのですが、私たちは、苦しくなったり困ったりしてくると何に困っているかすら考えられなくなってくることがあります。問題について考えるだけの精神的エネルギーがなくなってくるからです。

そのために、むやみに自分を責めたり、まわりの人を非難したり、過去にさかのぼって原因探しをしたりするようになってきます。

しかし、自分や他の人を責めたり、過去を振り返って悔やんでみたりしても、問題が解決するわけではありません。起きたことは、起きてしまったのです。

ここで大事なのは、目の前の問題をどのように解決するかということです。そのためには、まず現実をしっかりと見つめてください。何が問題なのか、自分はそれに対してどうなればいいと思っているのか、具体的に考えていくのです。

過去は変えることができませんが、いまからを変えていくことはできます。取り返しがつかないと考えてあきらめてしまわないで、いまから何ができるかを考えてください。

そのときに、一度にいくつもの問題を解決しようとしないでください。私たちは、つらくなるとどうしても早くそこから逃げ出したいと思ってしまいます。そのためにいっぺんに問題を解決しようとするのですが、元気なときでもいくつものことを同時に解決しようとするのは難しいものです。

精神的に疲れているときにはなおさらそうです。問題解決にさけるエネルギーが限られていますし、そんなに疲れるほど大きな問題をかかえているのですから、時間をかけて取り組む必要があるはずです。ですから、まず、最初に取り組む問題を決めます。

ただ、そのときに、人にはできることとできないことがあるということも、考えておいてください。できないことまでいっぺんに片づけようとすると無理が出てきます。できないことを受け入れる勇気を持つのも大切です。

「問題リスト」で、取り組む問題をはっきりさせる

それでは、どのようにして最初に取り組む問題を決めればいいのでしょうか。それには、次の二つのステップを踏んで考えるようにします。

ステップ1：問題リストを作成する

「問題リスト」というと大げさな感じがしますが、いまあなたが「気になっていること」を思いつくままに書き出すというくらいに考えてください。「気になっていること」がひとつということもありますが、一般には複数あるのが普通です。重要かどうかは後で判断することにして、とにかく思いつくままに書き出すことが大切です。

ステップ2：解決目標を設定する

ステップ1で書き出した問題の中で、次に挙げるチェック項目1の条件を満たすものを取り出して最初の目標にします。それは、①自分自身にとって重要である、②解決可能である、③具体性がある、④将来につながる、という条件です。

ここでひとつ例を挙げてみましょう。これは、拙著『こころが晴れるノート』（創元社）

で紹介した、仮に想定した事例です。

夫と一緒に働きながら家庭を切り盛りしているAさんは、長くなじんだ職場から思いがけず異動となりましたが、しばらくしてから気持ちがふさぎ込んで、何をするのもおっくうになってきました。

職場に行ってはいるのですが、慣れない仕事ということもあってなかなかはかどりません。上司や同僚が自分の仕事ぶりをどう見ているか気になります。

家庭では、なんとか食事の準備だけはするのですが、掃除までする元気がなく、家の中が雑然としてきています。そのために夫に申し訳ないという気持ちを感じる反面、仕事に忙しくて自分のほうを向いてくれない夫に対して腹立たしさも感じています。

Aさんに問題リストを作成してもらったところ、次のようなものができました。①気持ちがふさぎ込んで、何をするのもおっくう、②仕事がはかどらない、③夫と話しあえていない、というものです。もちろん、このリストは人によって、多くもなれば、少なくもなります。とにかく思い浮かぶものを、まずは書き出してみてください。

次に、解決目標を決めます。Aさんは、今回の気分の落ち込みは突然の異動が一番影響しているように思いました。しかし、いまの気分ではすぐに職場の上司や同僚に相談する決心がつきませんでした。むしろ、まず夫と話しあって、気持ちを打ち明けて今後の相談をしたり、家事の手伝いを頼んだりするほうが簡単だし、自分の気持ちを立ち直らせる役にも立つと判断しました。

この判断を、先に挙げたチェック項目1にそって評価してみれば、①夫と話しあうことはもちろん重要ですし、②解決可能で、③具体性がありますし、④将来的には精神的にも現実的にも支えになってもらえる可能性があるということがわかります。

次に、チェック項目2の、これまでに同じような問題に直面したことがあるかどうかを考えます。もし、以前に同じような問題を体験していれば、今回の問題への対処の仕方を考えるときに役に立ちます。

Aさんは、同じような問題を経験したことがありました。それは、夫が忙しくて帰りが遅く話をする時間がもてなかったときのことで、仕事の邪魔をしてはいけないと思いながら、思い切って不満を伝えたことがあるというのです。

夫は、思った以上に思いやりがあって、Aさんの訴えに静かに耳を傾けてくれました。その結果は、Aさんにとって満足のいくものでした。そのときのことを思い出しながら、Aさんは、自分のこころの中だけで考えずに、思い切って気持ちを伝えたのが良かったと結論づけました。

最後に、チェック項目3です。いま想定している目標が達成できれば、どのような良い

ステップ1：問題リストの作成
↓
ステップ2：解決目標の設定
↓
以下のチェック項目に従ってチェックする
チェック項目1
①重要か
②解決可能か
③具体性があるか
④将来につながるか
チェック項目2
①これまでに同じような問題に直面したことがあるか
②そのときにどのように対処したか
③それは成功したか
④成功しなかったとすれば何が良くなかったのか
⑤成功したとすれば何が良かったのか
チェック項目3
この問題が解決できたときのメリット

図3-1　取り組む問題を決めるステップ

ことが起きる可能性があるかについて考えてみます。目標達成の利点を理解できれば、前向きに問題に取り組めるようになるからです。

Aさんは、家事を夫に手伝ってもらえる、職場の問題にどのように対処すればいいかについて相談にのってもらえる、夫に精神的な支えになってもらえる、という三つの利点があると説明しました。

「問題解決技法」を使って問題に対応する

何か問題に直面したときには、その問題を解決するために自分のどのような能力を使えば良いか、これまでに同じような問題を解決したことはなかったかどうか、を考えてみるようにしてください。そのときに「問題解決技法」を使うと問題に適切に対応できるようになります。

問題解決技法は、気持ちが大きく動揺したときや段階的課題設定で課題を達成していくときに使うスキルです。この後を読んでいただければわかりますが、これは決して特別なものではありません。私たちが普段の生活で行っていることです。

その意味では、他の認知療法のスキルと同じように、普段の自分の力を思い出してもらえば良いと言えます。解決しなくてはならない問題も、ほとんどは日常生活の中で一般的に出会うものです。ですから、あきらめずにひとつひとつ問題を解決していってください。

問題解決の手順は、以下のようになります。これは、段階的課題設定のところで説明した方法と基本的には同じです。

①問題解決志向：問題に取り組める精神状態を作ります。
②問題の明確化と設定：取り組む課題を決めます。
③解決策の案出：ブレイン・ストーミングをします。
④解決策の決定：解決策の利点と欠点を検討し、実行策を決めます。
⑤行動計画の立案：解決策の行動計画を立てます。

⑥解決策の実行：行動計画に基づいて実行します。
⑦結果の評価：成功すればその行動を続けてください。うまくいかない場合には、必要に応じて②から④のいずれかに戻って同じ手順を繰り返します。

ただし、これはひとつのモデルで、いつも同じように進むとは限りません。途中を省略したり、順番が逆になったりすることもありえます。ですから、状況を見ながら、自分にあった方法を柔軟に使っていくようにしてください。技法（スキル）に縛られないで、技法を使うという姿勢を忘れないことが大事です。

次に、問題解決の具体的なステップについて、少し詳しく説明することにします。

①問題解決志向――問題に取り組める精神状態を作る

問題に直面したとき、私たちは自分の考えに縛られて、問題を解決する方向に考えられなくなっていることがよくあります。いろいろな自動思考が、問題解決を妨げるのです。そうしたときにはまず、これまでと同じように、問題解決を妨げている自動思考を書き出してみて、それに反論をしてみるといいでしょう。

「できるはずがない」といった否定的な考えが頭の中に浮かんでいる場合には、それもまた問題として書き出しておくと良いでしょう。そうした認知がどの程度当たっているかを、行動の中で検証することができます。

つらいときには、「どうして自分だけがこんな大変な目に遭《あ》わないといけないんだろう」と、つい考えがちです。しかし、多かれ少なかれ、誰でも問題は抱えているものです。外から見るとわからないことが多いのですが、私たちの生活が、いつも順風満帆ということはまず考えられません。問題が起きるというのは特別なことではないのです。

「もうダメだ、どうすることもできない」と考えてあきらめたくなることもあるでしょう。しかし、「ダメ」というのはどういうことを意味しているのでしょうか。問題というのは、基本的には対処可能です。解決の方法をうまく見つけられるかどうかがポイントです。それに、やってみなければ本当に解決できないかどうかはわかりません。

だからといって、「たいしたことはない、気にしなきゃいいんだ」と強気に出るのも危険です。悩みは「こころの信号」でもあります。自分のこころが、その信号を使ってどのようなメッセージを伝えようとしているのか、ちょっと耳を澄ましてみてください。

また、「大変だ、すぐに何とかしなくては」とか、「全部の問題を何とか早く解決したい」と焦ることもあります。その気持ちはわかりますが、焦ると全体が見えにくくなります。すぐに解決したいと考える問題ほど、大変なものであることが多いのです。逆に言えば、大変だからこそ、すぐに解決したいと思うのです。そうした問題を解決するには、時

自動思考	自己教示
「どうして自分だけ……」→	「問題が起きるのは特別ではない」
「もうダメだ……」→	「問題は解決可能、まずやってみよう」
「たいしたことはない……」→	「精神的苦痛はこころの信号」
「すぐに何とかしなくては……」→	「立ち止まって考えよう」
「早く全部の問題を解決したい」→	「問題解決には時間がかかる」
「絶対解決しないと……」→	「できれば自信に、できなくても問題がはっきりする」

表 3-1　問題解決を妨げる自動思考と自己教示

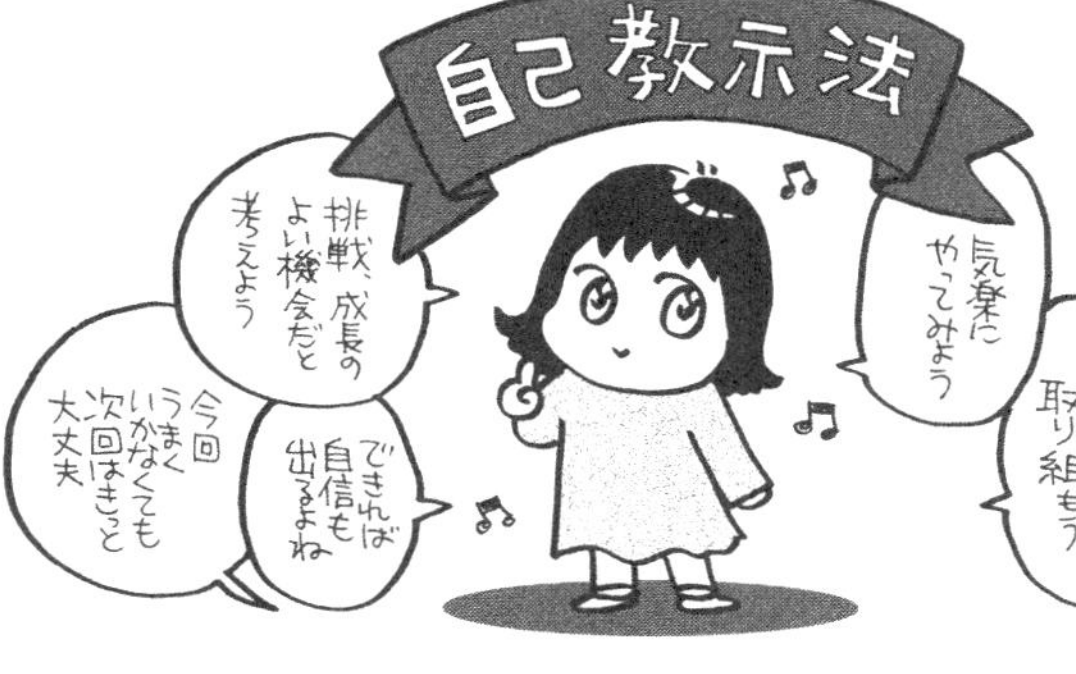
自己教示法
挑戦、成長のよい機会だと考えよう
今回うまくいかなくても次回はきっと大丈夫
できれば自信も出るよね
気楽にやってみよう
ゆっくり一回に一つずつ取り組もう

間がかかります。焦らないでちょっと立ち止まって、ひと息ついてまわりを見回すと、また新しい考えが浮かんでくるはずです。

「絶対解決しなくては」と自分を縛るのも得策ではありません。解決できればそれで自信につながって良いのですが、もしそのときに解決できなくても、何が問題かはっきりしてくるはずです。私たちの行動に失敗はないのです。

表3－1に、問題解決を妨げる自動思考と、そのときに自分に語りかけると良い言葉（自己教示）を書き出しました。参考にしながら、困ったときに自分にかける言葉を、自分なりに考えてみてください。

②問題の明確化と設定――取り組む課題を決める

前項では、問題解決を妨げる自動思考と、それに対して自分に語りかけると良い言葉について説明しました。次に、問題解決の方法について説明することにします。八七ページの図3－1に取り組む問題を決めるステップをまとめてあります。これは普段の生活で皆さんがしていることで、決して難しいことではありません。強いストレスを感じているときには、このようにいつもしていることさえもできなくなることがあるので、注意が必要です。

問題解決はまず、問題を明確化することから始まります。何が問題かを具体的に考えて、ひとつだけ選び出すようにします。あれもこれもではなくて、具体的な問題をひとつだけピックアップしてください。悩んでいる人は、誰でもいろいろな問題を抱えているものです。そして、それがつらくて、すべての問題を一度に解決したいと考えています。でも、そうした問題をすべて一気に解決することはできないのが普通です。だからこそ悩んでいるのです。それに、すべての問題に手をつけ始めると、力が分散してしまって、収拾がつかなくなります。ですから、ひとつの問題に集中して問題を解決することが大切なのです。ここで紹介する問題解決の方法は、基本的にどのような問題にも応用できます。ですから、ひとつだけ選んだ問題に取り組んで、まず問題解決の基本を身につけていただきたいのです。

また、私たちが抱えている問題は、それぞれが違っているように思えても、共通したテーマがその中には含まれています。それは、それぞれの人の性格や行動パターンによって、同じような問題に困ることが多いからです。ですから、ひとつの問題を解決できれば、その方法を他の問題に応用することができます。

たとえば、細かいことを気にしすぎる人は、仕事でも、家庭の中のことでも、人間関係でも、些細なことに引っかかってスムーズにことが進まないという問題を抱えていることがよくあります。また、人の気持ちを気にしすぎるタイプの人は、そのためにいろいろな状況で同じような人間関係の問題を抱えているものです。

③解決策の案出——ブレイン・ストーミングをする

問題を絞り込んだ後は、その問題に対してできるだけ多くの解決策を考えてください。これを「数の法則」と呼びますが、多く考えれば考えるほど、解決につながる方法が含まれる可能性が高くなります。

そのときに、ばかばかしいと思うものも却下せず、とにかく多くの解決法を考えていくことが大事です。最初は、「ダメだ」「ばかばかしい」と思うものもすべて書き出してほしいのです。これを「判断遅延の法則」と言いますが、良いか悪いかという判断は、すべての解決策が出そろってからにしてください。

その理由は、落ち込んでいるときや不安になっているときには、良い方法まで切り捨ててしまっていることがあるからです。たとえば、仕事が思うように進まないときに、「上司に相談するとダメな部下だと思われるだろう」「仲間に話すとばかにされるんじゃないか」などと考えて、一人でがんばりすぎて行きづまってしまっていることがよくあります。ですから、それぞれの方法が良いかどうかの評価は、解決策が全部出そろった後にしてほしいのです。

このとき、いくつかの方法を組み合わせることができれば、それも良いでしょう。同時に、自分の能力やまわりから助けてもらえる可能性についても考えておくようにしてください。いま身近に相談できる人はいないのか、過去に相談できた人はいなかったか、専門的な援助を受ける可能性はないか、といったことについて検討してみるのです。

④解決策の決定——解決策の利点と欠点を検討し、実行策を決める

解決策が出そろったところで、それぞれの方策の利点と欠点を書き出します。ひとつひとつの解決策のプラス面とマイナス面を書き出していって、その中で一番簡単に問題解決につながりそうな方策を選びだします。

このとき覚えておいてほしいのは、完璧な方策というものはないということです。私たちはつらいときにはつい完璧を求めたくなります。早く完全に楽になりたいからです。でも、それは無い物ねだりです。私たちの世界に完璧はありません。ですから、ほどほどに良い解決策を探すようにしてください。

表3－2に、上司から急に仕事を与えられたときの対応策を例として挙げてみましたが、このように書き出してみて、その中から相対的に優れた方策、つまり実行できる可能

対応策	利点	欠点
さらに残業する	仕事が進む	もっと疲れる これ以上は無理
辞める	楽になる	食べていけない
上司に相談する	上司が態度を改めてくれるかもしれない	ますます嫌われるかもしれない
同僚に相談する	仕事を手伝ってくれるかもしれない 気持ちを理解してくれるかもしれない	負担をかけてしまい、距離ができてしまうかもしれない

表 3-2　上司から急に仕事を与えられたときの対応策の利点・欠点の評価

性が高くて解決につながりそうな方策を選び出すようにするのです。

⑤行動計画の立案――解決策の行動計画を立てる

解決策を決定したあとは、可能な範囲で準備をして、その方策を実行します。計画は、簡単なものから複雑なものへ、やさしいものから難しいものへと進んでいくようにします。とくに最初は、腹八分目の感じで、「やさしすぎるんじゃないか」「簡単すぎるなあ」と思えるようなものから始めると良いでしょう。

こうした行動は成功すると次につながります。成功体験が、次の行動を生み出すエネルギーになってくるのです。そのときに計画があまり複雑だと、最初からやる気をなくしてしまう危険性があります。とくに、うつ状態のときには気持ちが焦っていることが多く、「元気」だったときを基準にして物事を行おうと考えがちです。そのために、どうしても目標を高く設定してしまいやすいので、意識的に目標を低めに設定するようにしてください。

自信がないときには、家族や友人など、よく知っている人に頼んで、実際の人間関係の練習をするロールプレイ（第五章）や、次に紹介する「認知的リハーサル」などの方法が役に立ちます。そのとき同時に、解決を妨げる原因になりそうなものをあらかじめ予測して、その対処法を考えておくようにしてください。「何をしても同じことだ」「どうせ人からいやな顔をされるだけだ」といった悲観的な予測が頭に浮かんでくる場合には、それがどの程度当たっているかについて、具体的に検討してみると良いでしょう。

⑥解決策の実行と、⑦結果の評価

計画を行動に移し、最後にその行動の結果を評価します。期待していたような結果が得られた場合にはその行動を続け、期待はずれに終わったときには、その原因について考えて、もう一度問題解決のステップを踏むようにします。

ここで、計画どおりにできなかったからといって、自分を責めないようにしてくださ い。落ち込んでいるときにはマイナス面ばかりを見てしまいがちです。そのために、うまくいったことがあっても、「これくらいできて当たり前だ」と考えて、ほとんど評価しない場合があります。ですから、上手にできるかどうかといったことは二の次にして、自分の予測がどの程度現実的だったかを調べる、研究者の目を持つようにしてください。これは、自分のものの見方や考え方に歪みがなかったかを、行動を通して調べなおす作業です。

こうした行動は、計画の立て方が適切なものだったかどうか、行動するときにどのようなものが障害になり、その問題をどのように解決すれば良いか、といったことを客観的に評価し、今後の行動に生かしていくためにも大切です。それによって、気分が改善し、作業能率も回復していくようになります。

問題が解決できないときには、①問題に取り組むこころの準備ができているか、②問題の設定は適切か、③実行計画は適切か、④結果に対する評価が適切にできているか、について検討すると課題が見えてきます。

一方、計画どおりに事が進んだ場合には、どこが良かったのか、その中に今後生かせることはないか、といったことについて整理してまとめておくようにすると良いでしょう。そうすることで、より複雑で困難な課題へと進んでいけるようになります。

認知的リハーサル

前項の段階的課題設定⑤行動計画の立案の中で触れた「認知的リハーサル」というのは、何か行動をしようとする前に、こころの中で予習（リハーサル）をするというものです。事前に練習をしておけば、現場でスムーズに行動ができるようになります。

私たちの行動は、気持ちの状態にかなり影響されます。人前で話さなくてはならなくなったとき、声が震えてうまく話せないのではないかと考えると緊張してきます。緊張すると身体の動きがぎこちなくなりますし、実際に声も震えてきます。こうして、自分が予測したために、かえって良くない結果が起きてくるのです。

うつ状態のために考え込んでいる人は、積極的に行動できなくなってきます。夕食の買い物に出かけても、関係のないいやな考えばかり浮かんできて、買い物に集中できません。実際に何かを買おうとしても、本当にそれを買っていいのか自信が持てず、決めることができないのです。

夕食を肉料理にしようと思っていても、実際に買うときになると、「今日は子どもがその料理を嫌がるんじゃないか」「肉を使うのはぜいたくじゃないか」といった考えが頭に浮かんできて、最終決定ができなくなります。買いたいと思っていた調味料が見つからないときに、店員に聞くこともできません。忙しく働いている店員を見ていると、「こんなことを聞いたら悪いんじゃないか」という考えが起こってくるからです。

このように、気持ちの影響を受けて行動ができなくなるのを避けるために、こころの中で実際の行動の予習をしておくようにします。どのように行動するかをあらかじめ具体的にこころの中で思い浮かべてみるのです。先ほどの買い物の例だと、出かける準備をして、買い物をして、そして帰ってくる、その過程を具体的に頭に思い浮かべます。

そのとき同時に、それぞれの行動にどのような問題が起きる可能性があるかについて考えてみてください。実際に買い物をする以前にも、起き上がって出かける気になかなかなれない、途中で近所の話し好きの人に会って話し込まれてしまう、店の人の世間話につきあわされてしまう、といったいろいろな問題が起こる可能性があります。

ですから、そうした場面をいろいろと想像して、その問題の解決法も考えておくようにします。外に出かけようとしても身体がなかなか動かないときには、「右脚よ動け」といった具合に身体に直接命令します。何を買うかその場で決められなくなりそうなときには、買うものをあらかじめ決めて買い物に行くようにします。家を出る前に、スーパーに行って買うものを書き出しておいて、その場で考えなくてもすむようにしておくのです。話し好きの人に会って、話が長引いて疲れてしまいそうなときには、「ちょっと失礼」と話を切り上げる練習をしておくと良いでしょう。

このように予習をすることによって、実際の行動でどぎまぎして後でいやな気持ちにならなくなりますし、緊張しなくてもすむようになってきます。一度入ったことのあるお化け屋敷に入ったり、筋のわかった推理小説を読んだりするときのように、楽な感じで対応できるようになれるのです。

自分の良いところをリストアップする

認知的リハーサルを応用したものとして、自分の良いところをリストアップするという方法があります。

私たちは、つらい気持ちになってくると、どうしても良くない面ばかりに目を向けるようになってしまいます。意識するかしないかは別にして、つらい状況を抜け出すために、良くない面を改善しなくてはならないからです。

それはそれで意味があることですし、必要なことでもあるのですが、良くない面やネガティブな面ばかりに目を向けていると、本当に自分がどうしようもないダメな人間に思えてきたり、自分ではどうすることもできないひどい状況に置かれているように思えてきたりします。いつの間にか、自己暗示にかかってしまっているのです。

そのときに暗示にかけているのは、他人ではありません。自分です。ですから、もう一度自分が、別の方向、つまり良い方向に自己暗示をかけ直すのがこの方法です。

第一段階は、ウォーミングアップです。

次に挙げた特徴の中で、少しでも自分にあうものがあれば、いくつでも選んでください。

《親しみやすい、人づきあいが上手、物静か、積極的、前向き、論理的、知性的、冷静、感性が鋭い、柔軟性が高い、前向き、筋を通す、表現力に富んでいる、明るい、思慮深い、礼儀正しい、思いやりがある、ていねい、ユーモアがある、判断が速い、守りが堅い、攻撃が得意、優しい、力強い、心が広い、自信がある、想像力が豊か、才能がある、勉強家、エネルギーにあふれている、情熱的、律儀、時間に遅れない、大胆、慎重、趣味を楽しむ、音楽が得意、信頼感がある、お茶目、笑顔でいることが多い、協調性がある、意志が強い、粘り強い、こだわらない》

次に、あなたの家庭や職場、人間関係での立場や役割について書き出してみてください。

家庭では妻で子育てをしている、職場では人事部に所属して労務管理を担当している、友人関係では人の悩みを聞くことが多い、などです。

次に第二段階に移ります。

一枚の紙を用意して、思い浮かぶままに、あなたが良いと思う自分の特徴と役割を一〇個、書き出します。たとえば、「自分は、優しい母親だ」と書き出します。そして、そのひとつひとつに、なぜ良いと思うか、その理由を書き出してください。「自分は、優しい母親だ。なぜなら、できるだけ子どもと一緒に過ごす時間を多く持つようにして、子どもの話に耳を傾け、気持ちを理解しようとしている」といった具合です。

その後、さらに毎日ひとつずつ、自分のいい面を、理由と一緒に書き出していきます。

もし、自分には良いところがまったくないと思っている場合には、自分が良くないと思っているところを書き出してみます。そして、その特徴を逆の視点から眺めて言い換えるようにしてみると、良い面が見えてくることがよくあります。

自分のことを「こだわりが強い」と思っている場合には、「簡単にはあきらめない」と言い換えることができます。「細かすぎる」と考えている人は、「ていねいだ」と言い換えられるでしょう。性格には、良い面もあれば良くない面もあります。

私たちは、性格が良いか悪いか、どちらかに決めつけたくなりますが、両方を一緒に眺めるようにすれば、むやみに自分を責めなくてすむようになります。

死にたいほどつらいときにも「問題解決技法」

問題解決技法は、自分の命を絶つことを考えるほどつらくなっているときにも使える方法です。落ち込んでくると、つらい状況ばかりが目に入ってきます。将来もつらいことばかり起こるように思えます。これは、ある意味で自然なこころの反応です。私たちは、そのつらい状況を改善するために、自分にとって良くない部分、つらく感じる部分に目を向けて、問題を解決していかなくてはならないからです。

でも、良くない面ばかり見ていると、まるで自分が何もできていないように思えますし、厳しい状況がずっと続くように思えてきます。そうすると、「もうこのつらさには耐えられない」「この問題は絶対解決できない」「死ぬしかない」とまで考えるようになるのです。人によっては、「こんなにつらいんだから絶対ひどい状況の中にいるんだ」と、自分の気持ちの状態に基づいて極端な現実判断に入り込んでしまうことさえあります。

こうして、「死ぬ」ということが、そのつらい状況から抜け出すただ一つの方法と考えるようになってしまうのです。

でも、少し時間が経って冷静になって考えてみると、必ずしもそれが唯一の解決方法ではないということがわかるはずです。死ぬしかないとまで追いつめられたその理由を振り返り、直面している問題を解決する方策を探してみてほしいのです。会社から解雇されそうだ、倒産しそうだ、恋人に振られそうだ……、「万策尽きた」と考えてしまう場面はいろいろとあるでしょう。

でも、それはひとつの問題について万策が尽きたということで、人生を生きることに万策尽きたというわけではありません。私たちは、思いつめると、ひとつの失敗ですべてを否定的に判断してしまいがちです。

そのときに、何が問題で、何が問題ではないのかを、落ち着いてひとつずつ具体的に「仕分け」していくようにしてください。

問題を解決できなくても自分を責めない

考え方を変えただけでは気持ちが楽にならないときには、問題を上手に解決できると良いのでしょう。しかし、そうは言っても、問題がすべて解決できるわけではありません。自分がとった行動が期待どおりの結果につながらなくても、「自分にやる気がないからこうなっているんだ」と自分を責めないようにしてください。

問題が解決しなかったのには、考えた方策が変化をもたらすのに十分ではなかった可能性や、まだ機が熟していなかった可能性など、いろいろな要因が影響しているのでしょう。それなのに、やる気がないとか人間的にダメだからそうなったのだと自分を責めてしまうと、そこから先に進めなくなります。もっと現実に目を向けて、問題を解決できなかった原因について考えていけば、自然に次のステップが見えてきます。簡単に解決できないから悩んでいるのです。ですから、結論を焦らないようにしてください。また、第四章に挙げるような「注意転換法」やリラクセーションの方法を使って問題から少し距離をおくことも役に立ちます。少し時間が経つうちに、思いがけない解決法が頭に浮かぶことがありますし、そんなにこだわることでもないと割り切れることもあります。

コラム――人生に「万策が尽きる」ことはない

秋田県で自殺対策に取り組んでいるNPO法人「蜘蛛《くも》の糸」の代表の佐藤久男《さとうひさお》さんの話を紹介します。佐藤さんは、事業に失敗してうつ病になられたときの体験を話しておられます。佐藤さんのお話では、実際に倒産する前に恐怖感がとても強くなるそうです。大変なことになるという思いが、現実を遥かに超えて、こころの中で肥大していってしまうからでしょう。精神的に混乱して、ご自分が命を絶とうとしている姿が幻覚になって浮かんできたとおっしゃいます。お話を聞いているだけで、こころが痛くなります。

「人生、万策尽きるということが実際にあるんです」というのが、佐藤さんの言葉です。佐藤さんが経営していた会社は、最終的に倒産してしまいます。まさに「万策尽きた」のです。

でも、佐藤さんのお話をうかがっているうちに、私には、事業の立て直しでは万策尽きることがあっても、人生に万策が尽きることはないんだ、と思えるようになりました。

佐藤さんは、そのときの体験をもとに、様々な自殺対策の活動に取り組んでいらっしゃいます。そして多くの人を助けていらっしゃいます。

「逆境をバネにする」

こうした生き方を私もできればと考えました。

第四章　身体とこころをリラックスさせる方法

ひと休みのすすめ

つらい気持ちになったときには、問題が上手に解決できていないことが多いものです。ですから、単に考え方を変えるだけでなく、問題を上手に解決することが、気持ちを楽にするためには大事になります。

しかし、問題をすべて解決しないといけないと考えるのも、極端すぎます。世の中には、思うようにいかないことがいくらでもあります。問題を解決したいと考えても、できないことだってあるのです。

そのようなときには、ちょっと立ち止まって、すぐに問題を解決する必要があるかどうかを考えてみてください。どうしてもすぐに解決しなくてはならないということであれば、もちろん解決できるように力を尽くさなくてはなりません。自分一人でできないときには、他の人に助けを求めてもいいでしょう。何でも自分一人でがんばらないといけないと考えすぎて、自分で自分を追いつめないようにしてください。

もし、すぐに解決しなくても大丈夫だということであれば、ちょっと気持ちを他に向けて気分転換をするようにしてください。一度自分の頭を問題から解放して自由にすると、しばらくたって思いがけない解決策が頭に浮かぶことがあります。私たちの頭には、そうした潜在能力があるのです。その力を信じることで、その力を生かすことができるようになります。

どうしても問題が気になって頭から離れないときには、問題を簡単に紙に書いて机の引き出しに入れておくというのもひとつの方法です。これは私の患者さんに教わったのですが、その人は「ちょっとひと休み」と自分にそっと語りかけながら、机の引き出しを閉めるそうです。ノートに問題を書き出して、そのノートを閉じながらひと休みするように自分に言っても良いでしょう。

注意転換法

このほかにも、いろいろな方法があります。

「注意転換法」と言って、そのときのつらい気持ちになっているところから、ちょっと気持ちをそらす方法です。簡単な本を読む、本を逆から読む、単純な運動をする、友達に電話をかける、ゲームをするなど、何か集中できる簡単なことをして、気持ちを切り替える方法です。好きな音楽を聴いたり、映画を観たりしても良いでしょう。

数を数えたり、簡単な計算をしたりするなど、頭を使う方法もあります。熱い風呂に入る、夏なら冷たいシャワーを浴びる、場合によっては氷水に手を突っ込むなど、身体に刺激を与えて、気になっていることから気持ちをそらすというやり方もあります。

このように五感に訴える方法には、きれいな花を見たり、アロマセラピーを応用してこころが休まるにおいをかいだり、ハーブティーを飲んだりするといったものがあります。信頼できる人と手を握りあったり、マッサージをしてもらったりしても、気持ちが切り替わって、気分が楽になります。

表4－1は、こうした注意転換法をまとめたものですが、人によって好みが違いますので、自分が興味を持てるものを選んで行うようにしてください。しかし、このようなことをあまりやりすぎるとそこから抜け出せなくなることがあるので、その点は注意が必要です。気分を切り替えてひと休みできたら、こうした行動のプラス面とマイナス面を考えながら、ほどほどのところで、また現実に目を向けるようにすることも大事です。

腹式呼吸と漸進的筋弛緩法でリラックスする

緊張したときに、身体のリラックス法を知っていると役に立ちます。身体をリラックスさせると、こころもリラックスします。こころがリラックスすると、身体もリラックスしてきます。ここでは、次の二つの方法について説明することにします。

①その問題から離れて、気持ちを紛らわす

1．活動する：読書、運動、趣味、掃除、英会話、コンサート、友達と会う、しばらく会ってない友人に電話をする

2．誰かの役に立つ：ボランティア

3．他の感情で置き換える：音楽を聴く、感動的な映画を観る

4．感覚：熱い風呂に入る、冷たいシャワーを浴びる、氷を手で持つ

5．思考：数を数える、100から7をひいていく、足し算をする、クロスワードパズルをする、冗談を言う、ゲーム機で遊ぶ、コインを50枚投げて1枚ずつ数えながら拾っていく

②心を落ち着かせる

1．視覚：花を見る

2．聴覚：音楽を聴く、ラジオを聴く、ハミングする、電話する

3．嗅覚：アロマテラピー、花、香水、新鮮な空気などをかぐ

4．味覚：ハーブティーを飲む、キャンディを舐《な》める

5．触覚：人と手を握り合う、マッサージをしてもらう

③その場を切り抜ける

1．想像：別の場所にいる自分、すべてがうまくいっている場面を想像する

2．祈る：神に祈る

3．リラックス：ゆっくり呼吸する、腹筋に力を入れて抜く（116ページ漸進的筋弛緩法の一部）

4．移動：外に出かける、家の中の雰囲気を変える、早足で散歩をする、腹式呼吸をする、膝の屈伸運動をする、その場で体操をする、足でリズムをとる

5．激励：自分を励ます

表4-1　注意転換法のいろいろ

○腹式呼吸

まずは、腹式呼吸です。不安なとき、緊張したとき、気持ちが沈み込んだときに、静かに座るか横になって、お腹でゆっくりと深い息をすると気持ちが落ち着いてきます。それを少し練習してみましょう。右手を胸に、左手をお腹に当て、その左手、つまりお腹だけが動くように、深くゆっくり息をします。お腹で深くゆっくり息をしてください。数を数えるのも良いでしょう。

頭の中で一、二、三、四、五とゆっくり数えながら息を吸い込みます。十分に吸い込んだところで、少し息を止めて、一、二、三、四、五とゆっくり数えながら息を吐き出します。十分に吐き出したところで、しばらく息を止めます。そしてまたゆっくりと息を吸い込みます。これを繰り返してください。気持ちが静まってくるでしょう。

呼吸をするときには、息を吐くほうに意識を集中するようにします。呼吸をしながらリラックスできる情景を思い浮かべたり、吐き切った後に「リラックス」とこころの中で、もしくは小さく声に出してつぶやいたりしても良いでしょう。

どうしても腹式呼吸ができないときには、思い切りため息をついてみてください。お腹の息を吐き出せるので、自然に腹式呼吸を始めることができます。

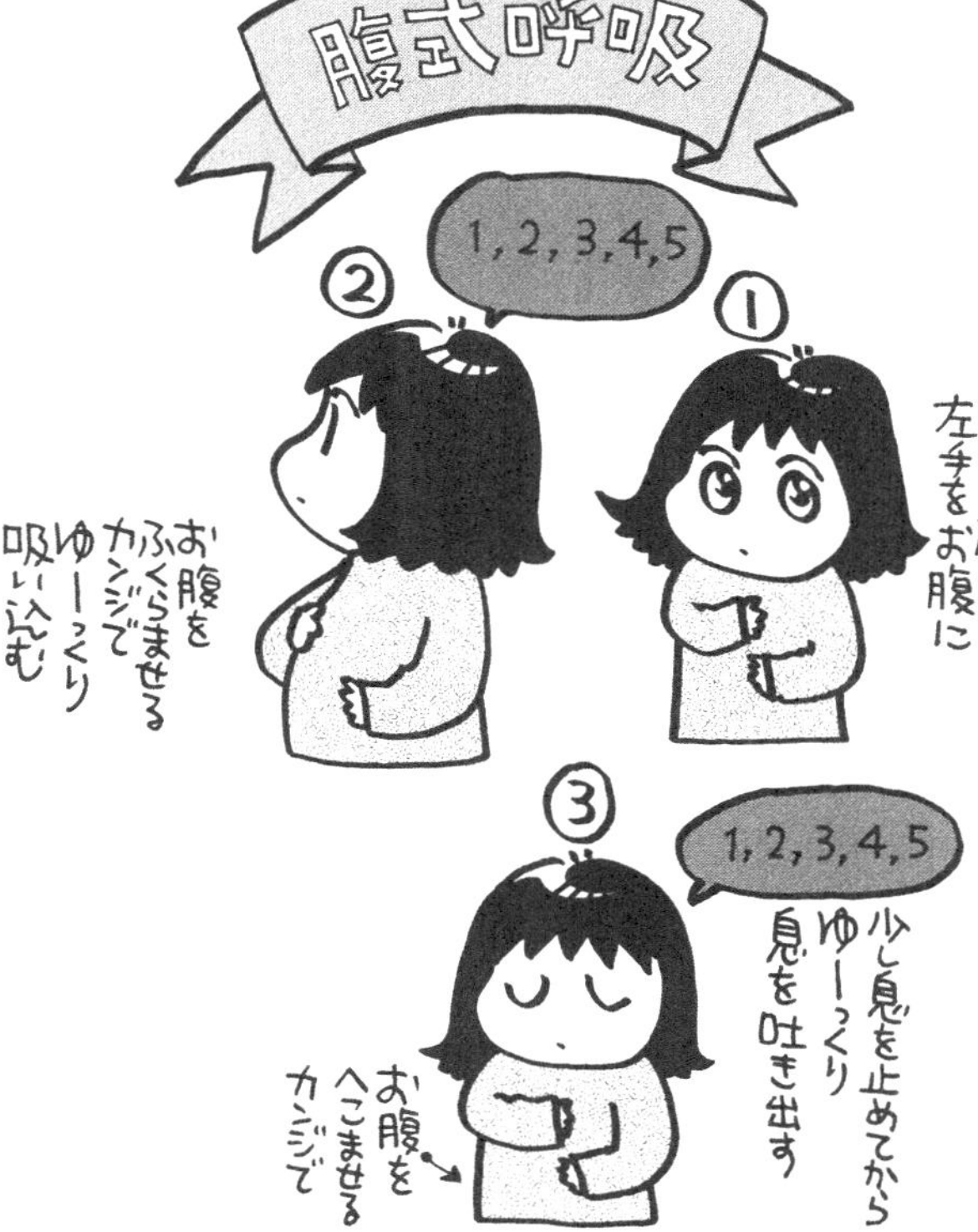
腹式呼吸
①
右手を胸に
左手をお腹に
②
1, 2, 3, 4, 5
お腹をふくらませるカンジでゆーっくり吸い込む
③
1, 2, 3, 4, 5
少し息を止めてからゆーっくり息を吐き出す
お腹をへこませるカンジで

○漸進的筋弛緩法

こころと身体の力を抜く方法に、ジェイコブソン博士が開発したリラックス法があります。これは世界的に使われている方法で、専門的には「漸進的筋弛緩法《ぜんしんてききんしかんほう》」と呼ばれています。この方法では筋肉群をひとつずつ緩めていくようにするのですが、最初から筋肉を緩めようとするとかえって緊張してしまうことが多いので、まずぐっと力を入れて、それから力を抜くようにします。この方法は、緊張を和らげるために使われることが多く、不安なとき、落ち込んだとき、イライラしたとき、興奮して眠れないとき、などに使えます。最初のうちは、一日に二、三回練習するようにします。

この方法は三段階に分けられていて、全体で約一五分かかります。まずソファーか布団の上に横になって、身体を楽にしてください。両腕は身体の横に添えて、目を閉じてください。

・はじめに

身体を横にして、楽にしてください。両腕は身体の横にし、目を閉じます。

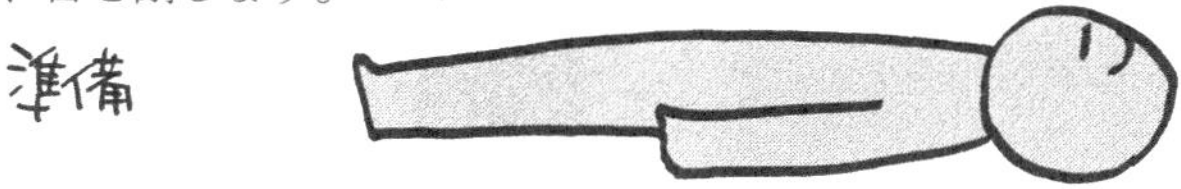

第一段階――全身の筋肉を緊張→弛緩させる

全身の筋肉群をひとつずつ緊張させ、そして力を一気に抜くようにします。

①下半身から始めましょう。爪先を揃《そろ》えてください。かかとは少し離します。そして、爪先を前のほうに押し出してください。脚の筋肉が緊張します。そして一気に力を抜きます。

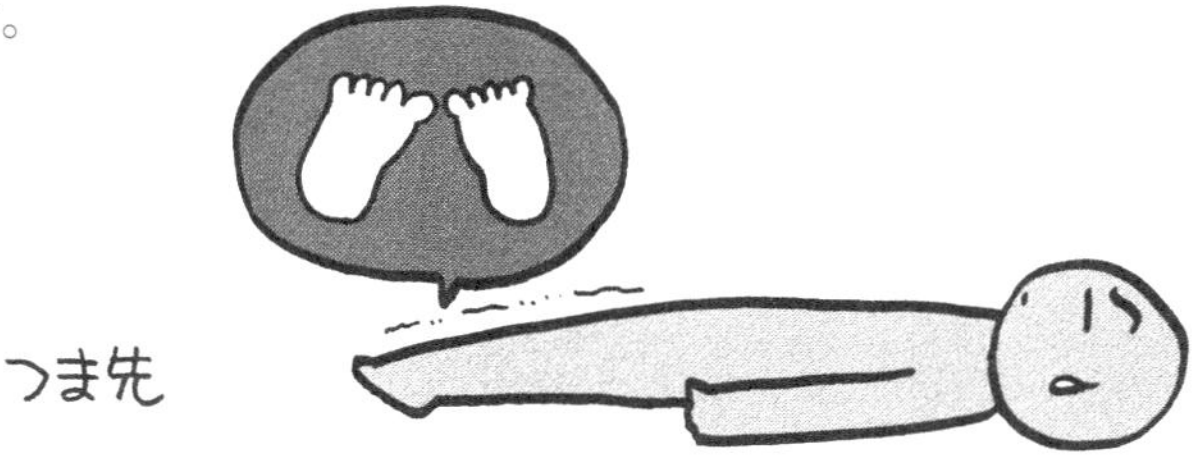

②次に、爪先から太股《ふともも》を緊張させてください。そして、お尻の筋肉も緊張させます。緊張させて、緊張させて、そして力を抜きます。そのときに、緊張が流れ出していくのを感じとってください。爪先の筋肉に気持ちを集中して、その筋肉の力を抜いてください。脚の力を、太股の力を、そしてお尻の筋肉の力を抜いてください。すべての緊張が解けていきます。

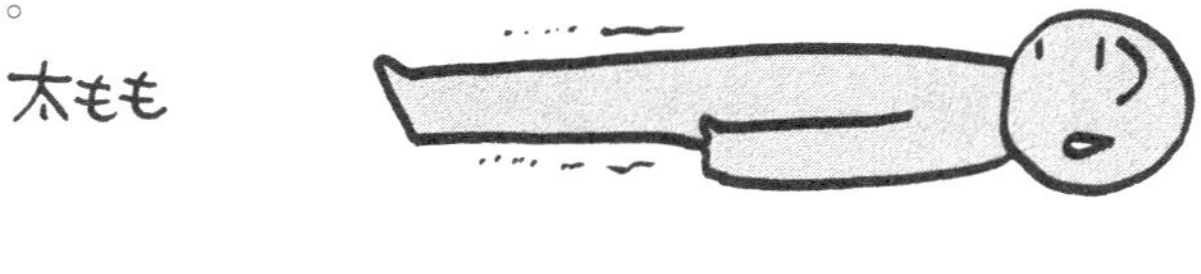

③今度はお腹の筋肉です。お腹の筋肉を緊張させてください。緊張させて、緊張させて、そして、力を抜いてください。緊張が流れ出していくのを感じとってください。その感覚に気持ちを集中させてください。お腹の力を抜いてください。

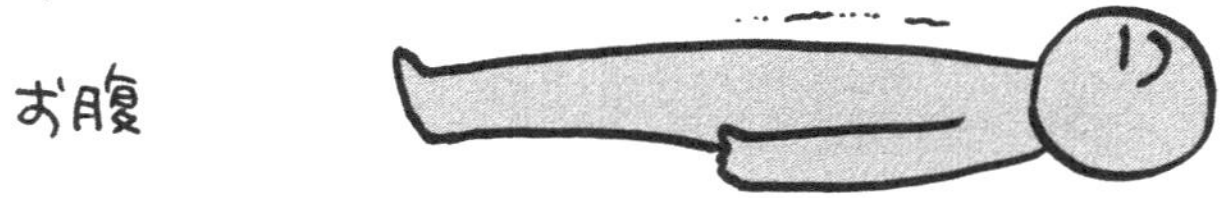

④次に背中の筋肉です。背中を少し反らせて、緊張させます。そして、力を抜いてください。背中が、ソファーにとけ込んでいくような感じになります。

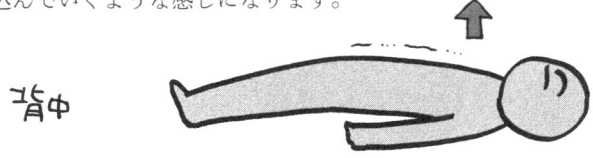

⑤胸の筋肉に移りましょう。大きく息を吸い込んでください。そして、止めます。そのままじっと息を止めていてください。次に、できるだけゆっくりそれを吐き出してください。そして、楽に気持ち良く息をしてください。深く眠っているときのように楽に息をして、力を抜いてください。

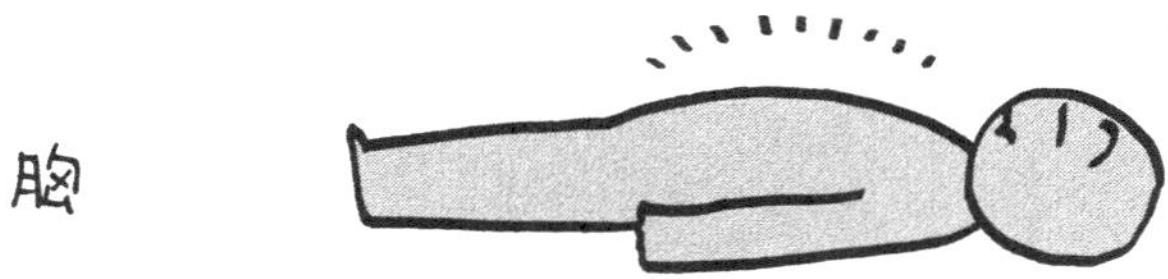

⑥次は、指、腕の筋肉です。両手を握りしめてください。肘《ひじ》を伸ばして、力を入れます。それを肩の高さまで持ち上げて、力を入れてください。そして、力を抜きます。腕は、体の両脇に落としてください。指は軽く開きます。緊張が流れ出していくのを感じとってください。気持ちを集中して、指の筋肉の力が抜けていっているのを感じとるのです。そのまま力を抜いてください。腕の先のほうの力を抜きます。そして次に、腕のつけ根の力を抜いてください。

指・腕

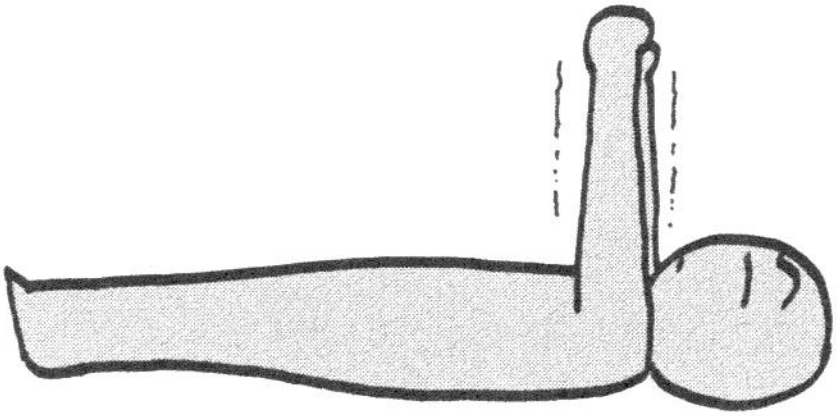

次が、肩の筋肉です。肩を後ろに引いて、同時に首を反らし、顎《あご》を天井に突き出すようにして、力を入れます。そして、力を抜いてください。緊張が流れ出していくのを感じとってください。肩の筋肉の力を抜いて、次に首の筋肉の力を抜いてください。最終的には、頭を支えきれないほどになるまで首の筋肉の力を抜きます。力が抜けて、頭がソファーに落ち込んでしまいます。

肩

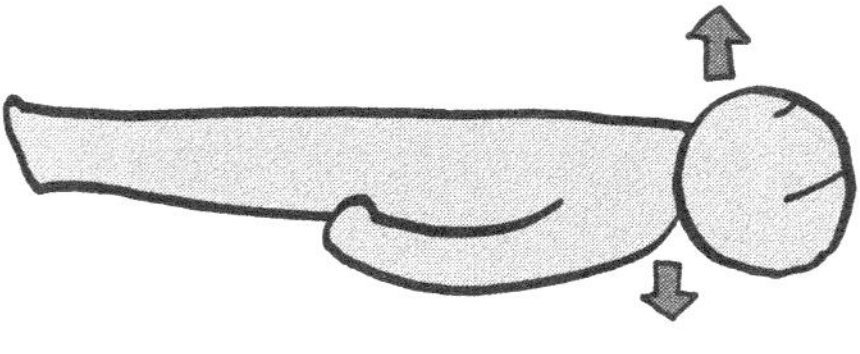

⑦顔の筋肉です。まず上半分から始めましょう。顔の上半分をしかめるようにして力を入れてください。目をきつく閉じ、眉間にしわを寄せ、力を入れます。そして、力を抜きます。額《ひたい》や頭の力を抜いて、そこに気持ちを集中してください。さらに力を抜きます。いましわを寄せていた眉間の筋肉の力を抜いてください。瞼《まぶた》の力を抜いてください。重く感じるようになるでしょう。

次に、顎と舌の筋肉です。歯を強く噛《か》みしめて、顎に力が入るようにします。顎に力を込めたまま、舌を押し出して、上の歯の裏側に強く押しつけてください。力を入れて、抜きます。口と歯が少し開きかげんで、顎がぶらさがっている感じになります。舌の力も抜いてください。

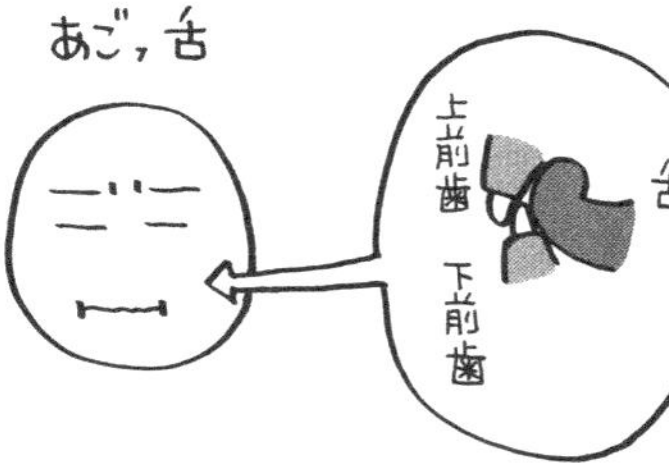

顔の下半分の筋肉を使って同じようにしてみましょう。上下の歯が出るような形で、唇の両端を後ろに引いてください。そして、力を抜いてください。緊張が流れ出していくのを感じとってください。口のまわりの筋肉の力を抜きます。喉の筋肉の力も抜きます。喉の中の柔らかい部分、ものを飲み込むあたりの筋肉の力を抜いてください。

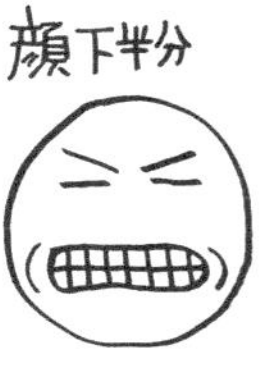

第二段階——身体がリラックスしているか確認する

次に、練習の第二段階に移ります。ここでは、身体の各部分をチェックして、もっとリラックスできるようにします。自分自身に問いかけてみてください。脚、太股、お尻に力が入ってはいないでしょうか。部分的に力が入っているようなことがあれば、力を抜いてください。リラックスしていると感じている場合でも、もっと力を抜くことができます。

お腹、背中、胸に力が入っていないかどうか、自分自身に尋ねてみてください。部分的に力が入っているようなことがあれば、力を抜きます。深く眠っているときのように、楽に気持ちよくお腹で息をしてください。

次に、指、腕、肩に力が入っていないかどうか、自分自身に問いかけてみてください。部分的に力が入っているようなことがあれば、力を抜きます。筋肉から完全に力が抜けて、心地よく重く感じられるようにしてください。重力に逆らえなくなるくらいに力を抜いてください。肩から首にかけて力が入っていないかどうか、自分自身に尋ねてみてください。力が入っていれば、力を抜いてください。頭が力なく枕に沈み込むようにします。

顔、顎、頬に力が入っていないかどうか、自分自身に尋ねてみてください。力が入っていれば、力を抜きます。完全に力を抜きます。

第三段階――「リラックス」の言葉と情景を思い浮かべる

練習の第三段階では、これまでで一番リラックスできた心地よい場面を思い浮かべながら、〃リラックス〃という言葉をこころの中に思い描いてください。気持ちが落ち着かなくなったらすぐに、その心地よい場面と〃リラックス〃という言葉を思い浮かべるようにします。

そうした場面と言葉を思い浮かべながら、爪先の力を抜いてください。脚の力も抜きます。太股とお尻の力も抜きます。心地よい場面と〃リラックス〃という言葉を思い浮かべながら、お腹の力を抜いてください。背中の力も抜いてください。ソファーにとけ込んでいくように力を抜きます。胸の力を抜いて、深く眠っているときのように、楽に気持ちよくゆっくりと息をしてください。

心地よい場面と〃リラックス〃という言葉を思い浮かべながら、指の力を抜きます。腕と肩の力を抜いてください。首の力を抜いてください。頭が力なく枕に沈み込みます。心地よい場面と〃リラックス〃という言葉を思い浮かべます。額と頭の力を抜きます。眉間の力を抜きます。瞼の力を抜きます。重く感じられるようになってきます。眼のまわりの力を、口のまわりや顎の力を、そして喉の力を抜きます。そのまま、心地よい場面と〃リラックス〟という言葉を思い浮かべていてください。

身体全体をもう一度チェックします。どこか緊張している部分があれば、その力を抜いてください。ただ、ただ、力を抜いてください。身体全体から静かに力が抜けていきます。

コラム――「自分」を感じ取る力を育てるマインドフルネス・ウォームアップ

「うつ・不安ネット」ウェブ版でマインドフルネス・ウォームアップの動画を見ることができます。

マインドフルネスというのは、「自分の心身の状態を自然に受け入れられるこころの状態、心身の変化に気づいてしなやかに問題に対処できるこころの状態」を意味する言葉です。欧米ではちょっとしたブームになっていて、そうしたこころの豊かさやしなやかさをもつことで、こころの健康を維持したり、こころの健康を取り戻したりできると考えられるようになっています。

マインドフルネスの考えには禅の教えが反映されています。禅の考え方が広く世界に受け入れられていることに、日本人の私としては、ちょっとうれしい気持ちにもなります。でも、マインドフルネスと、思考（認知）に注目しながらこころの状態にアプローチしていく認知療法とが、どう関係してくるのでしょうか。

認知療法は、知的作業のニュアンスが強い治療法のようにとらえられることが多いように思います。それに対して、マインドフルネスというのは、自然なこころの動きを大事にする、どちらかというと情緒的な治療法のように見えます。でも、こうした違いは表面的なものでしかないと、私は思っています。

認知療法は、たしかに思考に注目します。しかしそれは、情緒的な変化に気づき、その苦痛を和らげるのに役立つからです。認知療法では、温かく共感的な人間関係を何よりも大切にし、肌で感じた体験にもとづきながら認知の修正をすることを大事にします。頭の中だけで考えを変えようとしても、そんなに簡単に割り切ることはできないからです。

頭ではわかっていても、実際に体験しないと気持ちを切り替えることはできません。そのためには、自分の心身の状態を素直に受け入れられるマインドフルネスなこころでいることが大事です。そうしたこころの状態は、日々の忙しさに流されてしまうことが多い、現代に生きる私たちにとってとても大切だと思います。そう考えて、ヒューマンウェルネスインスティテュート理事長の石井《いしい》朝子《あさこ》先生にお願いしてマインドフルネス・ウォームアップの動画を使わせていただくことにしました。（http://www.cbtjp.net/movies/mindfulness.html）

第五章　自分の気持ちを伝えるには

人間関係における距離の関係・力の関係

私たちは、一人で生きていくことはできません。他の人に助けられたり、自分が助けたりしながら生きているのです。それは、現実的な面でお互いに助けあうということでもありますし、そうしたことがなくても、ただそばにいるだけで気持ちが和らいだり、力がわいてきたりという、目に見えない心理的な面での助けあい、支えあいを日常的に体験することもあります。

逆に、人間関係がぎくしゃくすると、不安になったり落ち込んだりして、精神的に不安定になってきます。親しい人や信頼している人とうまく気持ちが通じあえなかったときに、ずっとそのことが気になって気持ちが晴れないというのも、またよくあることです。

このように、人間関係は気持ちに大きく影響するのですが、その人間関係を生かすためには、人間関係の法則を理解しておくのが良いでしょう。

中でも大切なのが、「距離の関係」と「力の関係」です。

これから詳しく説明しますが、「距離の関係」は相手に自分と同じような反応を引き出します。一方、「力の関係」は、相手に自分と反対の反応を引き出します。

ここで言う「距離の関係」というのは、相手の人との距離のとり方です。人と出会った

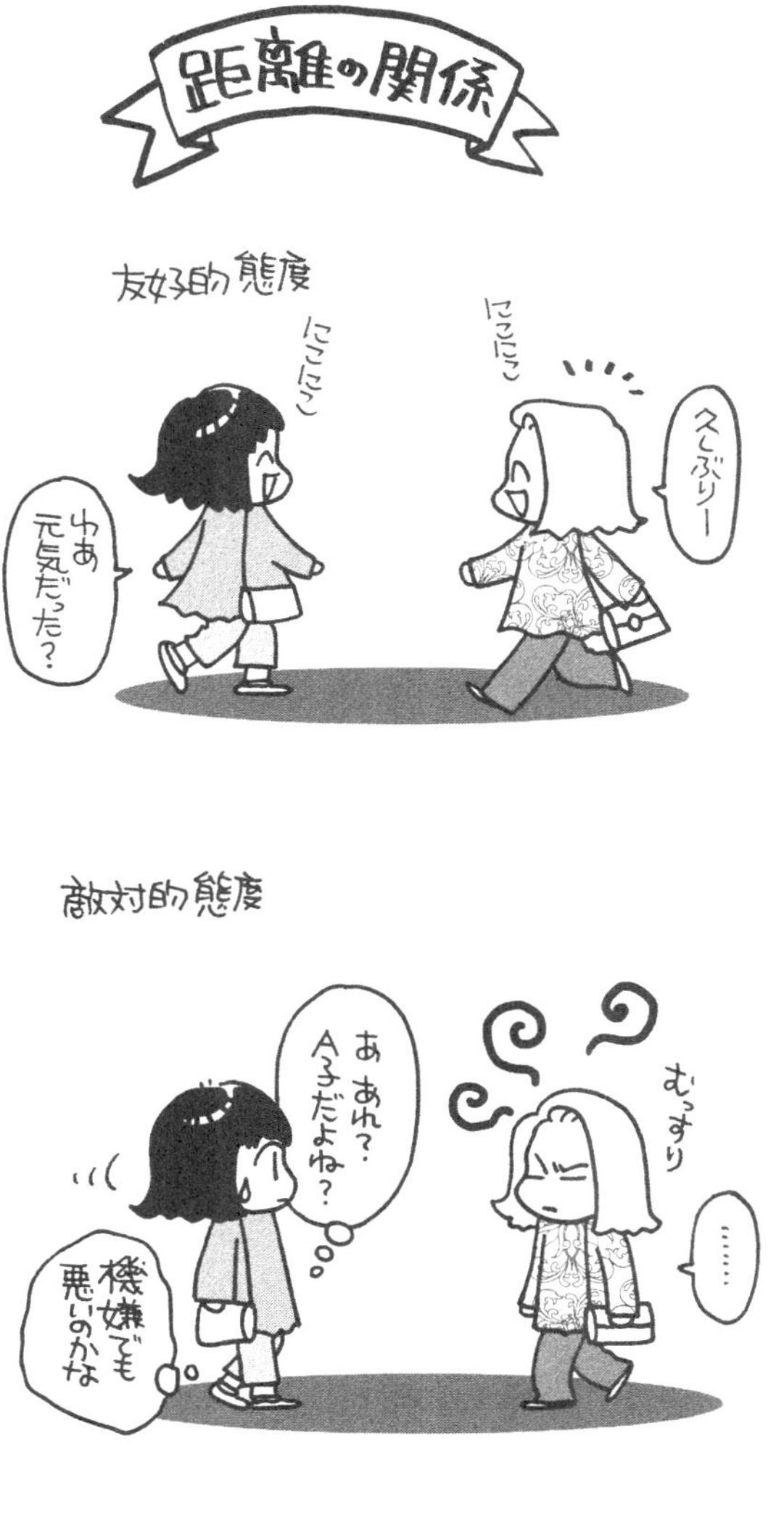
距離の関係
友好的態度
にこにこ
久しぶりー
にこにこ
やあ元気だった？
敵対的態度
むっすり
……
あ あれ？ A子だよね？
機嫌でも悪いのかな

ときや人と話をするときに笑顔で接すると、相手も笑顔になります。逆に、自分のほうが引いたような態度をとると、相手の人も引いたような態度になります。「距離の関係」というのは、このように、自分が親しみを持った態度をとると、相手も親しみを持った態度をとり、自分が敵対的な態度をとると、相手も敵対的な態度をとるという法則です。

突然自分の話をして恐縮ですが、私は、健康を考えて毎朝犬の散歩をしています。私の飼っている犬は以前に柴犬にかまれたことがあるために柴犬が苦手で、柴犬が近寄ってくると毛を逆立ててうなり声を出します。私は、そのことがわかっているので、柴犬を連れた人が近づいてくるとつい身構えてしまいます。そうすると、相手の人も身構えます。逆に、私の犬が好きなタイプの犬を連れた人と出会ったときには、リラックスしてにこやかに挨拶をします。そうすると相手の人もにこやかに、挨拶を返してくれます。

同じように、学校や会社で顔見知りの人に出会ったときに、笑顔で挨拶をすると、相手の人も笑顔で挨拶を返してくれるでしょう。ところが、その人のそばをムスッとした顔で通り過ぎると、相手の人もちょっと引いたような態度になるはずです。

落ち込んだり不安になったりしているときには、そうと意識しないままに、引きこもりがちになっています。そうすると、まわりの人たちのほうも引いたような態度をとることになって、人間関係の距離が広がっていってしまいます。本当は近づいて助けてもらいた

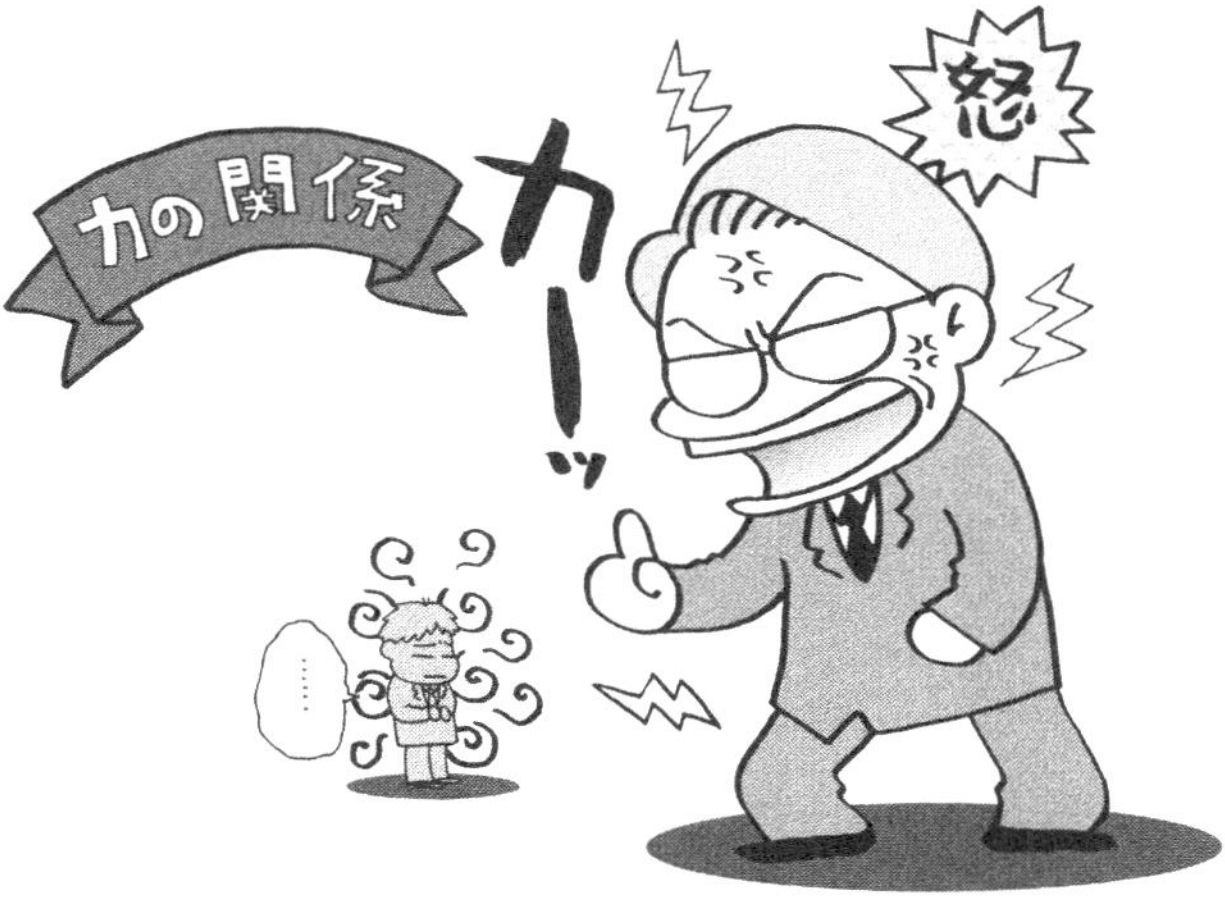

いときに、逆に距離ができてしまって、助けてもらいにくくなるので、注意が必要です。

もうひとつの「力の関係」というのは、自分が弱気になると相手が強く出るようになるという法則です。学校や職場、そして家庭でも、一人が強く出ると、相手の人は弱い態度をとるようになります。逆に弱気になると、相手は強く出るようになります。職場で、上司が部下を叱りつけているとき、上司が強く出れば出るほど、部下は何も言えなくなります。そうすると、上司はますます強く出るようになってしまいます。

うつや不安が強いときには、弱気になりすぎて言いたいことが言えずに後悔することがよくあります。そのようなときには、相手にきついことを言われやすくなり、そのために傷ついてしまうこともよくあります。

こころを元気にする人間関係を作るためには、「距離の関係」と「力の関係」に気をつけながら、自分の気持ちや考えを穏やかに、しかしきちんと伝えていくこと、そしてそれをまわりの人たちがきちんと受けとめることが大事になります。

人間関係はストレスの最大要因である

私たちが一番ストレスを感じるのは、人間関係です。

よく知られたストレスの評価表に、ホルムスとレイという二人のアメリカの精神科医が作ったものがあります。

それによると、配偶者との死別が一番ストレスが強くて一〇〇点で、離婚（七三点）、夫婦の別居（六五点）、親族との死別（六三点）と続き、私たちが、人間関係でストレスを強く感じやすいことがわかります。これは個人主義の傾向の強いアメリカのデータですが、人間関係を大事にする日本では、その傾向がもっと強くなると考えられます。

このストレス評価表を見てもうひとつ気づくのは、良い体験をしたときも私たちはストレスを感じるということです。結婚は五〇点で解雇よりもストレス度が高くなっていますし、妊娠（四〇点）や出産（三九点）も強いストレスを感じるとされています。たしかにこ

順位	出来事	点数	順位	出来事	点数
1	配偶者の死	100	23	子どもの独立	29
2	離婚	73	24	親戚とのトラブル	29
3	夫婦の別居	65	25	自分の輝かしい成功	28
4	拘留・刑務所入り	63	26	配偶者の転職・離職	26
5	家族の死	63	27	入学・卒業・退学	26
6	けがや病気	53	28	生活の変化	25
7	結婚	50	29	習慣の変化	24
8	解雇	47	30	上司とのトラブル	23
9	夫婦関係の和解調停	45	31	労働時間・条件の変化	20
10	退職	45	32	転居	20
11	家族の病気	44	33	転校	20
12	妊娠	40	34	趣味やレジャーの変化	19
13	性の悩み	39	35	宗教活動の変化	19
14	出産	39	36	社会活動の変化	18
15	転職	39	37	1万ドル以下の借金	17
16	経済状態の変化	38	38	睡眠習慣の変化	16
17	親友の死	37	39	家族だんらんの変化	15
18	職場の配転	36	40	食習慣の変化	15
19	夫婦喧嘩	35	41	長期休暇	13
20	1万ドル以上の借金	31	42	クリスマス	12
21	担保・貸付金の損失	30	43	軽度な法律違反	11
22	仕事上の責任の変化	29			

表 5-1　ストレス評価表

れらは良い体験なのですが、新しい環境の中で新しい人間関係を作り上げていかなくてはならないというストレスもあるのです。しかも、こうした体験はまわりの人たちから祝福されるために、つらい気持ちを抑え込みがちになるので注意が必要です。そのためにも、自分の考えや気持ちを客観的に考える認知療法が役に立ちます。認知療法の創始者のアーロン・T・ベック博士が『Love is never enough（愛だけでは決して十分でない）』という本を書いています。夫婦にとって愛はもちろん大事だが、お互いの気持ちや考えを理解して助けあっていけるような冷静さも大切だという内容の本です。

これは、人間関係全体に当てはまる考え方です。そうした冷静でこころのこもった人間関係を作り上げるために役に立つポイントを、拙著『うつ・不安に効く7つのステップ』（大和書房）を参考にしながら簡単に紹介します。

(1) 自分の気持ちに正直になってください

つらい気持ちになっているときには、自信を持てなくなることもあって、自分の気持ちを押し殺してまわりにあわせがちになりますので注意しましょう。

(2) 相手の気持ちを大切にしましょう

自分の気持ちが強くなりすぎると、相手の人も一人の人間だということを忘れがちになります。少し意識して、相手の人の考えや気持ちに配慮することが大事です。

（3）穏やかに話すようにしましょう

腹が立っているからといって、怒鳴ったり詰問調になったりすると、逆効果です。ユーモアや笑顔を忘れないようにして、何が問題だったかを、落ち着いて穏やかに相手に伝えるようにしてください。

（4）簡潔に話すようにしてください

相手にわかってほしいと考えるあまり、細かく詳しく話しがちですが、それでは何が問題かわからなくなることがあります。ポイントを絞って、大事なことを具体的に話すようにすると良いでしょう。

（5）自分の意見はきちんと伝えましょう

話しにくい話題は、ついあいまいに表現してしまうことがあります。話さなくてもわかってほしいと思うこともあるでしょう。しかし、自分の気持ちや考えは、言葉にしなければ伝わらないというのも事実です。

（6）相手の意見にも耳を傾けてください

気持ちをわかってほしいという気持ちが強いと、自分だけが一方的に話すようになっていることがあります。会話はキャッチボールだということを忘れないで、相手の話にも十分耳を傾けるようにしましょう。

(7) ダメなことはダメと伝えましょう

相手の意見を否定したり人の申し出を断ったりするのは、相手を否定するようで難しく感じることがあります。しかし、必要なときには、ダメなことやムリなことをきちんと伝えて相談するようにしてください。

自分の気持ちを上手に伝えるアサーション

前項で、心の通いあう人間関係を作り上げるために役に立つポイントを紹介しましたが、ここでは、自分の気持ちや考えを上手に伝える具体的な方法を紹介することにします。これは、専門的にはアサーション(主張訓練)と呼ばれているもので、相手が反発するほどの一方的で強い言い方と、相手に真意がとても伝わらないような弱々しい言い方の両極端を考え、その中間にあるバランスがとれた言い方を考え出すという方法です。つまり、

①「もっと上手に自分の気持ちを伝えられたらよかったのに」と考えた出来事を書き出してみる。

②(自分のことだけを考えた) 攻撃的な言い方を書き出してみる。

「こんなことを言うと相手が気を悪くするにちがいない」
「こんなことを言うと嫌われるだろう」
「どうせ言ってもわかってもらえないだろう」
「相手の希望をかなえないと関係が終わってしまうだろう」
「相手のことが好きなら、意見の違いがあってはいけない」
「自分のことを思ってくれているのなら、話さなくてもわかってくれるべきだ」
「自分の意見を強く主張しないと、相手にいいようにされてしまう」

表5-1　アサーションを阻害している自動思考の例

③（相手のことを思いやるだけの）受け身的な言い方を書き出してみる。
④（相手のことも自分のことも思いやった）望ましい言い方を考える。

というステップを踏みます。

アサーションの第一歩は、自分が相手に伝えたい気持ちや考えをはっきりさせることです。そのためには、まず相手の考えや気持ちを理解しておくことが大事で、相手の人の話に十分に耳を傾けるようにします。カウンセリングでは「傾聴」といって、相手の話に耳を傾けることが何より大事だと言われています。そのように耳を傾けていると、自分が何を伝えたいかが自然にはっきりしてきて、相手の心に届く話ができるようになります。

そのとき、私たちは往々にして、「こんなことを言うと相手が気を悪くするんじゃないか」「こんなことを言うと嫌われるんじゃないか」「どうせ言ってもわかってもらえないだろう」など、頭に浮かんだいろいろな考え（自動思考）に邪魔されて、本当に伝えたいことを口に出せなくなることがあるので、注意をしてください。

気持ちを伝えるキーワード「みかんていいな」

自分が伝えたいことがはっきりしたら、ちょっと立ち止まって、それを相手の人に伝えたほうが良いかどうかを考えてみましょう。「話さなくてもわかる」ということはありません。でも、口に出してかえって人間関係がぎくしゃくしてくることもあります。冷静に、現実を見ながらどうすればいいか考えてみるようにしてください。

次に、どのように伝えればいいかを考えてみましょう。自分の気持ちをわかってほしいからといって、一方的に強い調子で気持ちを表現したのでは、反発を受けてあなたの真意がよく伝わらないことが多いはずです。逆に、あまり気を遣いすぎてあいまいな言い方をしても、相手にあなたの気持ちは伝わりません。その中間あたりが良いのです。

そのために、前述したようにまず非常に強いストレートな言い方を、頭の中で考えてみます。夫（妻）に、自分の仕事の不満を話しても耳を傾けてもらえなかった場合を例に挙げると、「どうしてそんなにいい加減な聞き方しかできないの。私はこんなにつらくなっ

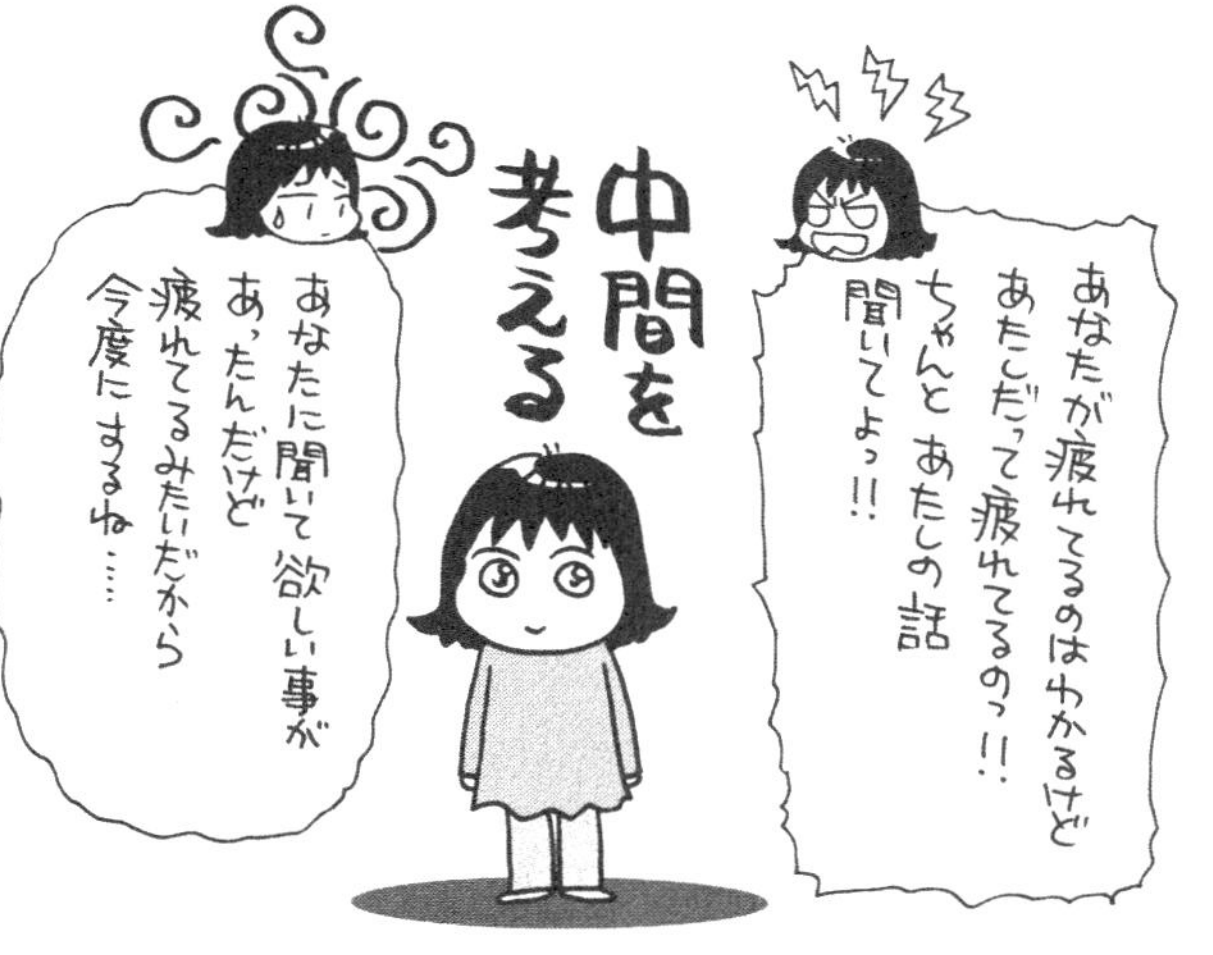
中間を考える
あなたが疲れてるのはわかるけど
あたしだって疲れてるのっ!!
ちゃんとあたしの話
聞いてよっ!!
あなたに聞いて欲しい事が
あったんだけど
疲れてるみたいだから
今度にするね……

ているのに、どうせ私のことなんか何も考えていないんでしょう。あなたは本当に自分勝手なんだから」といった感じの言い方です。これだと、ケンカになってしまうのではないでしょうか。

逆に、ごく静かに自分の気持ちを表現するとどうなるでしょうか。「あなたも疲れているのね。少し話を聞いてほしかったんだけど、今度あなたが疲れていないときに話すようにするわ」これだと、何を話したいのか、相手にはわかりません。

ですから、このような両極端の言い方を考えた後で、その中間の言い方を考えてみるのです。そのためには、強い言い方と弱い言い方を紙に書き出してみると良いでしょう。この例では、「あなたも疲れていると思うけ

「みかんていいな」

み…〝み〟たこと（客観的事実・状況）

かん…〝かん〟じたこと（自分の気持ち）

てい…〝てい〟あん（提案）

いな…〝いな〟（可否を尋ねて否定された場合の対案）

表5-2　アサーティブな伝え方の要素

ど、私の話を聞いてほしいの。仕事のことでとっても困っているから、あなたに聞いてもらえるだけで気持ちが楽になるから、お願いしていいかしら。もしいま疲れているようならいつが良いか教えて」と言えば、夫（妻）もあなたの話に耳を傾けようという気持ちになるでしょう。

そのとき、以下に挙げる「みかんていいな」というアサーティブな伝え方の要素を頭の中で考えておくと役に立ちます。それは、〝み〟たこと（客観的事実・状況）、〝かん〟じたこと（自分の気持ち）、〝てい〟あん（提案）、〝いな〟（可否を尋ねて否定された場合の対案）の四つの要素です。

つまり、「あなたも疲れていると思うけど（客観的事実・状況）、私の話を聞いてほしいの（自分の気持ち）。仕事のことでとっても困っているから、あなたに聞いてもらえるだけで気持ちが楽になるから、お願いしていいかしら（提案）。もしいま疲れているようならいつが良いか教えて（対案）」。

もうひとつ、ある会社員が、うつ病で自宅療養に入って間もなく、様子を尋ねるメールが上司から届いて動揺し、しばらく連絡をとらないでほしいと頼んだときのメールの内容を紹介しましょう。

「お気遣いいただきましてありがとうございます。メールの内容を拝見しましたが、私はまだ心身ともに不安定な状態にあります（客観的事実・状況）。そのために、長めの休養が必要で、その間は仕事のことは考えないようにしたほうが良いと主治医から言われています（客観的事実・状況）。たしかに、仕事のことを考えると気持ちが動揺しますし、体調も悪くなります（自分の気持ち）。少し気持ちが整理できれば自分のほうから連絡させていただきますので、それまで待っていただけないでしょうか（提案）。ただ、会社の事情もあると思いますので、どうしても必要なときにはご連絡いただければありがたく思います（対案）」

ここまで考えたら、最後に、こうした気持ちをいつどこで伝えるかを決めて、相手に話をするようにします。そのときに、自分が話したほうが良いのか、他の人に伝言を頼んだほうが良いのか、メールや手紙を使ったほうが良いのかなど、伝え方についても検討しておくと良いでしょう。そして、実際に伝えた後に、良かった点と改善したほうが良い点を振り返ってみる余裕を持てるともっと良いと思います。

自分の気持ちを伝える前に――ロールプレイのすすめ

自分の気持ちを伝える前には、そのやりとりを頭の中で思い浮かべて、どのような結果になるか、プラスとマイナスの両面から考えてみるようにしておきます。そのときに、他の人ならどのように言うかを想像したり、信頼している人のことを頭に浮かべて考えてみたり、そうした人に直接意見を聞いたりすると役に立つものです。

自分の考えを相手に伝える練習をするときに、治療者や家族、友達など、自分が信頼している人と一緒に、ロールプレイを通してそのやりとりを練習してみるのも良いでしょう。ロールプレイというのは、問題の場面に実際にいると想定して、そこにいると考えられる人の役割をお互いに演じあうという方法です。そのときには、人の話をどのように遮るか、人にどのように話しかけるかという実際の練習をします。

この場合、自分が自分自身の役割を演じることも、逆に相手の役割を演じることもあります。一方的な強い言い方をして相手がどのように感じたかを尋ねてみたり、気持ちを表さない弱い言い方をして相手がどのように感じたかを聞いてみたり、いろいろな方法が考えられます。

ロールプレイは、自分を主張する場面だけでなく、対人関係の場面をどのように理解し、そこでどのように対応するかを練習する目的でも使えます。いろいろな立場を仮に演じることによって、他の人とつきあう練習ができますし、もう一度距離をおいてその場面を見つめ直すこともできます。

また、このように相手の立場に自分の身を置いてみることによって、自分を別の視点から客観的に眺めることができたり、相手がどのように感じるかを推測したりすることができ、これまでとは違った新しいものの見方に気づけるようにもなります。

コラム――相手の長所を認めた上で要望を伝える

子どもに勉強をしてほしいと考えているときや、周囲の人に行動を変えてほしいと考えているときには、まずその人ががんばっていることを認めた上で、変わってほしいところを具体的に伝えるようにします。

最近歯科医院で体験したことです。歯科衛生士が私に小さい鏡を手渡して、歯の裏側をのぞき込むようにうながしました。「とてもきれいに磨けているでしょう。これを続けてください」その優しい物言いに、私はとてもうれしくなりました。

それにくらべて、ずっと以前にかかっていた歯科医院では、行くのがつらくなる言われ方をされました。「こんな磨き方をしていると歯がどうなると思いますか?」「あなたはきちんと磨けていると思っているんですか?」次々と繰り出される質問は、容赦なく私の罪悪感を刺激するのです。

私は「こんな磨き方をしていると、どうせ歯がダメになるのでしょうね」「きちんと磨けていないからそんな言い方をするのでしょう」とこころの中で反論するのですが、結局は口に出せないままモヤモヤした気持ちばかりがたまっていきます。

その歯科衛生士は一生懸命指導しようと思っているのでしょう。一方的に説教するのではなく、質問しながら指導していくのが良いと教わったのかもしれません。しかし、わかり切ったことを質問されると、見下されているような気持ちになってきます。「絶対言うことなど聞くものか」という反発心さえわいてきます。私はすぐにその歯科医院に通うのをやめてしまいました。

会社で新人を指導するときも同じです。上司の目からも、その新人が一生懸命がんばっているのはわかります。しかし、慣れない仕事だけにうまくできないこともたくさんあります。当然指導することになりますが、気をつけないと、つい立て続けに質問して責めてしまっていることがあります。それでは、指摘を受けたほうも素直に聞くことはできないでしょう。

最初に紹介した歯科衛生士は、私の歯磨きをほめた後で、「奥歯の外側だけは、歯ブラシを立てて、もう少していねいに磨いたほうが良いようですね」とつけ加えました。私は、もう少していねいに磨いてみようかと素直に思いました。せっかくその人のことを思って指導するのですから、言葉遣いへの気配りも忘れないようにしてください。

自分がこころの中で自分に投げかけている言葉も、ずいぶん厳しいことがあります。こうした配慮を、自分自身にすることも大切です。

第六章　コラム法のすすめ

コラム法を使ってバランスの良い考え方を手に入れる

つらい気持ちを楽にするためには、気持ちが動揺したときに浮かんでいる考え、つまり自動思考に注目してバランスの良いものに変えていく、認知再構成法と呼ばれる方法が役に立ちます。それには、親しい人に相談をしたり、自分なりに考えを整理したりすると良いのですが、そのときに感情や自動思考を書き出してみると、自分をいままで以上に客観的に見つめて気持ちの整理がしやすくなります。それが本章で紹介するコラム法で、動揺した場面とそのときの感情、自動思考などを書き出していく方法です。

こうしたことを書き出すのは、時間がかかって面倒なように思うかもしれません。しかし、最初はぎこちなく感じられたり、面倒に思えたりしても、時間が経つうちに自然にできるようになってくるものです。

それにこれは、私たちが人と話をしているときや考え事をしているときに、いつもしている話や考えの流れでもあります。悩み事を相談するとき、私たちはまずどのような場面や出来事に悩んでいるかを話します。そして、そのときどのように感じ、どのように考えたかを話します。それから、どのようなことからそのように考えるようになったのか、それまでに見落としていることはないか、といったことを話しあいながら、気持ちや考えを整理していきます。

コラム法では、そうした会話の流れをコラムに書き出してみるようにします。そのように振り返って書き出してみると、私たちは、感情的な自分からちょっと距離を置くことができるようになってきます。また、紙に書き出した感情や自動思考をあらためて読み直すことで、動揺している自分とはまた別の少し落ち着いた自分を取り戻すことができるようにもなります。

どんな用紙を使うか

感情や自動思考を書き出す紙は、どのようなものでも良いのですが、専門的には「非機能的思考記録表（コラム、思考バランスシート）」と呼ばれるものを使うことがよくあります。そのシートのフォーマットは治療者によっていろいろなものが提案されていますが、基本型は、第一欄にその出来事が起きた状況、第二欄にそのときの気分、第三欄にそのときの自動思考、第四欄にそれに代わる適応的な思考、そして第五欄に最終的な気分と考え方の変化を書き込むというものです。

それに加えて、第三欄の自動思考の後に行動の欄を設けたり、第三欄の自動思考と第四欄の適応的な思考の間に、根拠と反証を書く欄を設けて現実に目を向けるのを助けたりするなど、治療者によって工夫されています。

本書では、私が認知療法活用サイト「うつ・不安ネット」で使用しているシートを紹介します。そのシートでは、最初のコラムにその場の状況を、次のコラムにそのときの気分や感情を書きます。気分のコラムの横に、行動を書き込むコラムがあります。

それに続いて、そのとき瞬間的に浮かんでいた考え（自動思考）を書き出すようにします。次に、現実に目を向けながら、その自動思考を裏づける事実（根拠）と自動思考と矛盾する事実（反証）を書き出し、それをもとに視野を広げたバランスの良い別の考え方（適応的思考）を書き込みます。

そして、自動思考をより現実的で適応的なものに変えて感情がどのように変化したかを書き込み、最後に、次に取り組む課題を書き込みます。

ここでは、練習のために、考えられるすべての要素を取り上げたシートを紹介しています。しかし、前述したように、シートにはいろいろなものがあります。患者さんの中には、普通のノートに自由に感情や自動思考などを書き込んでいる人もいます。あまりこれと決めつけずに、自分にとって使いやすいものを選んだり、作り出したりするようにするといいでしょう。

非機能的思考記録表（コラム、思考バランスシート）の書き方

それでは非機能的思考記録表（コラム、思考バランスシート）を使って、コラム法を練習していくことにしましょう。

図6－1は、ここで使用する非機能的思考記録表（コラム、思考バランスシート）です。まず、それぞれのコラムについて説明します。

◇状況

気持ちが動揺したりつらくなったりしたときの状況を書き込みます。これは、なるべく具体的に記入するようにしたほうが、問題点がよくわかります。「それはどこで起こったのか」「そこには何があったか」「そこにはほかにどのような人がいたか」「そこで何が起こったのか」「誰がどのようなことを言ったのか」「それはどのような時間的順序で進んでいったのか」というように、自分に具体的に問いかけながら状況を書き込んでいきます。

最初のうちは、どのような出来事を選べばいいか迷うことがあるでしょう。その場合には、書き込む時点で気になっている出来事や、時間的に近い最近の出来事を、選ぶようにしてください。気持ちが大きく動揺した場面を選ぶようにすると、効果を実感しやすくなります。そのように気持ちが大きく揺れているときのほうが、考え方が極端になって、現

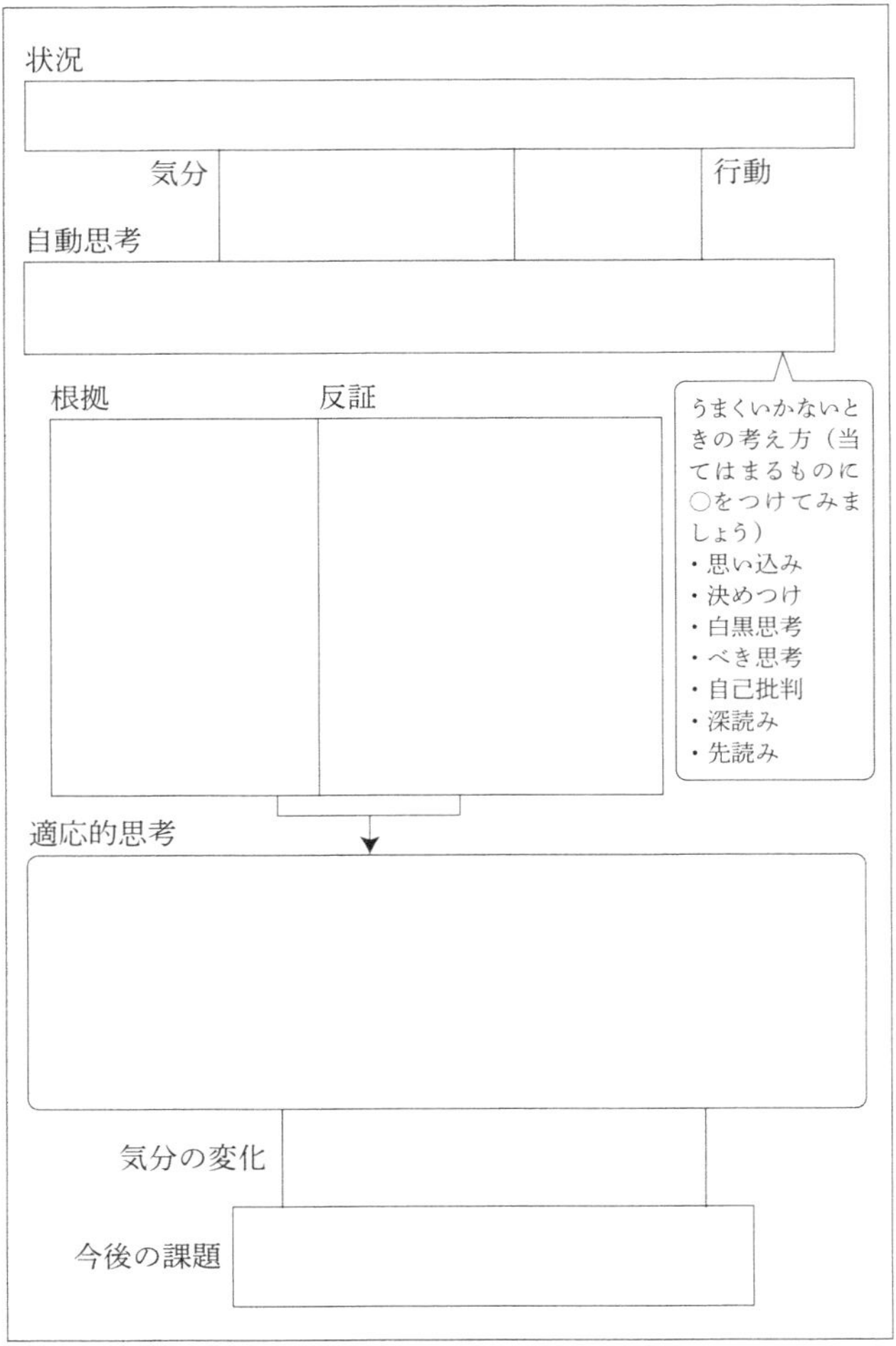

図 6-1　非機能的思考記録表（コラム、思考バランスシート）

実との食い違いが大きくなっているので、特徴的な認知の偏りに気づきやすいからです。

このとき、具体的な出来事を選ぶことが大事です。専門家の間では、「slice of time（一区切りの時間）」を選び出して認知や行動の修正を図るべきだということが強調されます。slice of time（一区切りの時間）というのは、始まりと終わりがはっきりしている、短時間のひとつの出来事を言います。

「生きていることに何の意味があるのだろう」「勉強にどんな意義があるのだろう」「仕事というのは人生の中でどういう意味があるのだろう」といった抽象的、哲学的な問いかけは、簡単には結論が出ない大きな課題です。わからないからこそ、文学があり哲学があるのです。その解を認知療法に求めるのは無理な話です。そうではなく、認知療法は具体的な出来事を取り上げることで、考え方の特徴や偏り、解決すべき問題を明らかにしていく方法です。いまいるレベルから出発して、具体的な出来事をもとに考えていくのです。

◇気分

そのとき感じた気分を書き込みます。気分は「ひとつの言葉で表現できるもの」です。つらくなっているときには、それは「憂うつだ」「悲しい」「落ち着かない」「不安だ」「怖い」「恥ずかしい」「腹立たしい」「悔しい」という否定的な感情になっています。

次に、それぞれの感情の後に、まったくそうした感情が存在していない場合はゼロパーセント、これまでで一番強い感情の状態を一〇〇パーセントとして、どの程度の強さの感情を体験しているかのパーセンテージを書き込むようにします。このようにパーセントで表示するのはちょっと面倒くさい気がするかもしれませんが、それによって自分の感情をいくらか客観的にとらえ直すことができるようになります。なぜなら、つらい気持ちを感じているときには「つらくてしようがない」「どうしようもなく悲しい」と、あいまいな形で感情をとらえていることが多く、そのようなとらえ方をしてしまうと、ますますつらく、ますます悲しくなってしまうからです。

数字で表すことで、そのときの気分に巻き込まれないで自分を少し取り戻すことができるようになります。また、つらいかつらくないかというように、白か黒かで判断するのではなく、段階的に考える練習ができます。

◇行動

そのときにどのような行動をとったかを、簡単に書き込みます。かえって状況を悪くするような行動をとっていることが多いので、気をつけましょう。

◇自動思考

先に記入した気分を体験したときに浮かんでいた考えやイメージ、つまり自動思考を記入します。すでに何度も書いてきましたが、心の動揺はそのときの認知（ものの受け取り方や考え方）と密接に関係しています。認知の現れが自動思考です。その特徴を知るために、自動思考はできるだけ逐語的に書き出すようにします。

気分と自動思考の区別が苦手な人は結構います。あまり堅く考える必要はありませんが、一般的に、気分は「ひとつの言葉で表現できるもの」で、思考というのは「文章になって浮かんでくるもの」と思っていただければいいでしょう。

このとき、文章に主語を入れるようにするとその後の作業がしやすくなります。たとえば、「こんなんじゃやってられない」という考えが浮かんだとしても、それでは内容があいまいすぎて、現実とつきあわせることができません。「私は、いつも失敗ばかりしている」「上司は、自分のことが嫌いに違いない」といった具合に主語を入れると、具体的に考えることができるようになります。うつ状態の場合には、「否定的認知の三徴」と言われるように、自分、周囲、将来の三領域に対して悲観的になっています。ですから、主語を意識的に入れてみると、どの領域の考えがとくに偏っているかがわかりやすくなります。

また、自動思考の文章は言い切りの形で書くようにします。私たちが、「嫌われているんじゃないか」と考えているときには、「嫌われている」と思っているものです。気弱になっていると、その気持ちを婉曲な形で考えたり書いたりしやすくなります。ですから、思い切って言い切りの形にしたほうが、問題点が見えやすくなります。

次に、書き出した自動思考をどの程度確信していたかを、一〇〇段階で書き込みます。その自動思考を完全に信じている場合には一〇〇パーセント、まったく信じていない場合にはゼロパーセントになります。こうすることで、気分の場合と同様に、考えを白か黒かで判断せず、そして客観的に段階的に判断できるようになります。

場合によっては、自動思考がたくさん浮かんでいることもあるでしょう。そうしたときに、その自動思考をすべて検討しようとすると時間がかかりすぎますし、ポイントが絞れなくなります。ですから、とくに気持ちに強く影響したと考えられる自動思考をひとつか二つ選んで次の作業に進むようにしてください。こうした強い自動思考を「熱い認知(hot cognition)」と呼びます。

逆に、あまり自動思考を意識できない場合には、次のように自己、他者、将来に焦点を当てて考えてみると良いでしょう。状況を詳しく書き出してみると、その中に自動思考が含まれていることもあります。

自己…「そのときに、自分についてどういうことを考えたか？」

他者…「相手についてどのようなことを考えたか？」「ほかの人が自分についてどのように考えていると思ったか？」

将来…「これからどのようになると考えているか？」

◇自動思考をチェックする

ここでは、次に挙げる「特徴的な認知の偏り」を参考にしながら、自動思考の特徴をチェックします。それによって、自動思考を少し客観的に考えたり、バランスの良い考え方をしたりするヒントが得られます。

特徴的な認知の偏り

(1) 思い込み・決めつけ

自分が着目していることだけに目を向け、根拠がまったく不十分なのに、自分の考えが正しいに違いないと決めつけるクセです。

このようなクセがあると、自分に関心のあることは大きく考え、自分の考えや予想にあわない部分はことさらに小さく考えるようになってきます。こうした傾向が強い人は、仕事でミスをしたときに、「私はいつも失敗してばかりだ」と決めつけることがよくあります。

でも、本当にそうなのでしょうか？

私はよく患者さんにお話をするのですが、選択問題で「いつも」「必ず」といった決めつける言葉が入っているときには、まず間違いです。ところが私たちは、こころの中で、そうした決めつけるような言葉を自分に投げかけてしまっていることがよくあります。

(2) 白黒思考

灰色（あいまいな状態）に耐えられず、ものごとをすべて白か黒か、良いか悪いかという極端な考え方で割り切ろうとする傾向です。

テレビドラマの『水戸黄門』のように、悪者かそうではないかということで区別するのは、比較的安易な考え方なのです。

上司からミスを指摘されたとき、「やはり自分は仕事ができないのだ」と考えるのはその例です。

(3) べき思考

「こうすべきだ」「あのようにすべきではなかった」とあれこれ思い悩むクセが強い場合です。

そうした人は、できるだけの準備をしても仕事でミスが出たときに、「もっと準備をすべきだった」と自分に無理な期待をして、悔やみます。

「何があってもこうしなければならない」と思うと、できない事態が起こってきます。このように、現実を無視して自分の考えでこころを縛ってしまうと苦しくなるばかりです。現実的には、ときと場合によって、柔軟に対応しないといけないことがたくさんあるからです。

(4) 自己批判

良くないことが起きると、何であっても自分が原因だと考えて、自分を責めてしまうクセです。

みんなで取り組んできたプロジェクトが失敗したとき、すぐに「自分が悪かったのだ」と考えます。そのように、自分の力だけではどうすることもできないことで自分を責めていると、とてもつらくなります。

(5) 深読み

相手の気持ちを一方的に推測して、そうに違いないと決めつけてしまうクセです。

友だちと話しているとき、友だちが、テーブルの上に置いてある携帯電話に目を落としたのを見て、自分との話に飽きてきたんだと決めつけます。まるで、読心術の専門家にでもなったような感じですが、それが当たっているかどうかはまったくわかりません。

こうしたクセが強いと、夫（妻）が不機嫌な顔をしているだけで、「夫（妻）は私のことを嫌いになったんだ」と考えます。

（6）先読み

自分で悲観的な予測を立ててしまうクセで、そのために自分の行動を制限してしまい、予測どおり失敗してしまうことさえあります。その結果、否定的な予測をますます信じ込むようになるという悪循環に陥ってしまいます。

たとえば、クライアントの前で商品のプレゼンテーションをすることになったときに、緊張してうまく話せないかもしれないと考えると、ますます緊張してしまい、結局は思うように話せなくなります。そして、「きっと今度も失敗するだろう」と考えて、失敗を繰り返すことになります。

最初は、こうした自動思考の特徴をチェックするのは難しいかもしれません。その場合は、認知療法に少し慣れてから試すようにしてください。認知が偏っていることや、その特徴に気づくのが難しいのは、私たちが、自分の考えていることを、ごく自然なものとして受け取っているからです。それを偏っていると言われると、自分の考えが否定されたように感じるかもしれません。

しかし、ここで言っているのは、そこで考えたことが間違っているということではありません。そのとき考えたことが、どの程度現実に即した判断なのかを、もう一度考え直してみることが大切だということです。精神的につらくなっているときは、一般的に、現実を見ているようできちんと見ておらず、悲観的になりすぎています。

もちろん、悲観的な考えが現実に近いこともあります。しかし、そうでないことのほうがずっと多いのです。ですから、ちょっと現実を見つめ直してみてほしいのです。

極端な考え方をしているということがわかったときには、もう一度現実にそいながら問題点を整理して、問題に対処するようにします。もし、実際に悲観的なことが起こりそうな場合には、その出来事にどのように対処すれば良いかを考えるようにします。

このように、現実にそいながら考え方を修正していく方法については後ほどさらに詳しく述べることにしますが、そのときに、先に挙げたような特徴的な認知の偏りがわかっていると、作業を進めやすくなります。

◇根拠と反証

次に、自動思考を裏づける事実（根拠）と、自動思考とは逆の事実（反証）を書き出します。

まず、根拠のコラムに自動思考を裏づける事実を書き込みます。ここではあくまでも事実だけを書き出すようにして、相手のこころの中を読むような推測をしたり、自分なりの立場で事実を解釈したりしないようにしてください。

反証のコラムには、自動思考と矛盾するような事実を探して書き出すようにします。このときに、「自分の中で、あるいはいまの状況で、見逃している事柄はないだろうか」と、こころの中でつぶやいてみると、少し冷静になって現実を見直すことができるようになります。

私たちは、自分が気になっていることばかりに目が向いて、そのほかのことを見落としてしまうために、ますます動揺するはめに陥っていることがよくあります。そのようなときには、つらいかもしれませんが、少しがんばって自動思考に目を向けて、自分が決めつけすぎていることがないかどうか、考えてみるようにしてください。

◇適応的思考

ここには、自動思考に代わる柔軟な考えを書き込みます。このときには、まず「根拠」と「反証」を「しかし」（ないしは「そして」）でつないだ文章を作って、それをもとにこなれた日本語にしていきます。

「〝根拠〟という事実もある。しかし〝反証〟という事実もある」と書き出してみれば、プラスにもマイナスにも目を向けたバランスの良い考え方ができるようになります。

ここで大事なのは、自動思考が事実ではないと最初から決めつけないことです。たとえば、「自分には能力がない」と考えた場合、ある領域に関しては実際に能力が不足している可能性を否定することはできないからです。

すべての領域で能力がないと考えるのは「極端な一般化」です。能力が〝不足している〟というのではなく、能力が〝ない〟と決めつけてしまうのは「白黒思考」ということになります。

逆に、すべての領域で優れていると考えたり、能力があると考えたりするのも、同じように「極端な一般化」であり、「白黒思考」であるといえます。

ですから、ここではまず、自動思考が当たっているかどうかの判断は先送りにします。その場で浮かんだ考えはあくまでも「仮説」だとして、その仮説がどの程度現実にそったものなのかを判断していくようにするのです。

適応的思考を三つの視点で見直し、評価する

自分の考えに疑問を持つのはとても難しいものです。その場で瞬間的に浮かぶ考えというのは、自分にとってはごく自然なものだからです。

それまでの体験や、考え方、その場の雰囲気や人間関係など、多くの要素から、自然に浮かんでくる考えが自動思考です。それは自分にとっては当たり前のことのように思えるかもしれません。しかし、そこでちょっと立ち止まって、もう一度まわりを見回してほしいのです。

さて、「〝根拠〟しかし〝反証〟」の文章を書き出した後に、表6-1の「考えの幅を広げるために自分に問いかけてみよう」を参考にして、①「もう一度冷静になって考えてみよう」、②「視点を変えてみるとどうなるだろうか」、③「これまでの経験を振り返ってみて何か気づくことはないだろうか」と、自分に問いかけてみると、考えの幅がさらに広がります。

①「もう一度冷静になって考えてみよう」

気持ちが動揺したり、ひどくつらい気持ちになったりしているときには、自分が気になっていることばかりに目が向くようになりがちです。失敗したことや困ったことに目が向

①もう一度冷静になって考えてみよう
「自分の中で、あるいはいまの状況で、見逃している事柄はないだろうか」

「自分ではどうすることもできない事柄について自分を責めてはいないだろうか」
②視点を変えてみるとどうなるだろうか
「以前、元気だったころに同じ状況に出会ったら、どのように考えただろうか」

「5年後にこれを振り返ったら、違った見方をしていないだろうか。それは、どういう点で違っているのだろうか」

「もし家族や友人から、いま自分が悩んでいるようなことで相談されたら、どのようにアドバイスするだろうか」

「自分がこのように考えているのを、自分と親しい人が知ったら、その人たちはどのように言うだろうか」
③これまでの経験を振り返ってみて何か気づくことはないだろうか
「これまで同じような状況になったことはないだろうか。そうなったとき、結局、最終的にはどうなったのだろうか」

「そのときの経験から学んだことで、今回役立ちそうなものはないだろうか」

「これまでにこういう気持ちになったとき、どのようなことを考えたら楽になっただろうか」

表 6-1　考えの幅を広げるために自分に問いかけてみよう

いて、それ以外のことが目に入らないようになると、どうしても考え方は悲観的になります。そのためにますますつらくなるのです。そうしたときには、冷静な自分を取り戻すことが大切です。そして、見逃していることはないか、現実を振り返ってみます。

さらに、自分だけではどうしようもないことまで一人でがんばろうとしていないかどうかを考えてみるのも大事です。子どもが勉強をしないこと、配偶者が自分の思うように行動しないことなど、自分の力だけではどうにもならないこともあります。

また、レベルの違う判断をしていないかどうかも考えてみてください。仕事でミスしたときに「人間として失格だ」と考えたり、家事が思うようにできないときに「妻として失格だ」と考えたりするのがその例です。「人間」や「妻」の価値は多くの要素から構成されています。決して、そのように一面的には判断できないはずです。

② 「視点を変えてみるとどうなるだろうか」

親しい人がいまの状況を見ればどのようなアドバイスをするだろうか、親しい人が同じような状況にいれば、自分はどのようなアドバイスをしてあげるだろうかと考えてみることも役に立ちます。

③ 「これまでの経験を振り返ってみて何か気づくことはないだろうか」

これまでに同じような経験をしたことがないか、もししていればどのように考え、どのように行動したことが役に立ったかを、思い出してみます。同じ人間でも、状況が変われば、また別の考え方をしたり、行動をとったりしているものです。それを思い出すことができれば、考えの幅が広がってきます。

次に挙げる「認知の偏りを修正するためのヒント」を参考にしながら、自動思考を書き換える練習をするのもひとつの方法です。

認知の偏りを修正するためのヒント

（1）思い込み・決めつけ

自分が着目していることだけに目を向けて決めつける考えに対しては、成功と失敗の基準をはっきりさせて、もう一度結果を振り返ったり、結果の中でうまくいった部分とうまくいかなかった部分を仕分けしたり、過去に成功した事例を思い出してみたりするようにすると良いでしょう。

「そう考える根拠はどこにあるのだろう？」と、具体的な証拠を考えるようにしてみてはどうでしょうか。

（2）白黒思考

ものごとをすべて白か黒かという極端に割り切ろうとする考えに対しては、あいまいな部分があるのが現実社会なのだと受け入れるようにしてみてはどうでしょうか。そして、できていることとできていないことの両方を列挙したり、それぞれに点数をつけたりして、連続的に考える練習をすると良いでしょう。

また、少しくらいは空想が入っても良いので、ミスをした理由についていくつか考えてみるのもひとつの方法です。意外にいろいろな理由があって、自分に能力がまったくないわけではないことがわかることがよくあります。

(3) べき思考

「こうすべきだ」「あのようにすべきではなかった」という考えに対しては、「ほかの人が同じような立場に立っていたら、私はどのようにアドバイスするだろう」「親しいあの人はどのように言ってくれるだろう」と、視点を切り替える練習をしてみてはどうでしょうか。

(4) 自己批判

何でも自分の責任だという考えに対しては、誰にどのような責任があるのかを具体的に書き出すようにしてください。また、何を根拠に責任を決めるのか、その判断基準を書き出してみると良いでしょう。そのうえで、問題点を整理して、解決の手段を考えてみてください。

(5) 深読み

相手の気持ちを一方的に推測した考えに対しては、直接相手に確認してみると良いでしょう。また、「そう考える理由はどこにあるのだろう?」と、具体的な証拠や反証を探してみるのもひとつの方法です。

(6) 先読み

自分で悲観的な予測を立ててしまっているときには、失敗する要因について現実的に検討して、具体的な対応策を考えるようにしてみると良いでしょう。人生予報はなかなか当たりません。それに、「失敗は成功のもと」とも言います。うまくいかなかった場合でも、そのプロセスや結果を振り返って、今後に生かしていく柔軟な態度が大事です。

適応的思考の欄には、ばかばかしいと思えるような考えも書き出しておくようにしてください。強いストレスを感じているときには考え方が硬直化していて、後で見直すと役に立つ考えでも、意味がないと判断してしまう危険性があるからです。

もし予想したような良くない結果が起きる可能性が高い場合には、「それはどの程度重要なのだろう」「それが本当だとして、どんなひどいことが起きるのだろう」「違う行動をすれば、何か困ったことが起きるのだろうか」と考えてみるとよいでしょう。そのようにして、現実的な対応を考えてみると、予想される結果に圧倒されないで適切な形で問題解決に進むことができます。

このときに、最良のシナリオと最悪のシナリオを考えてみると、バランスのちょうど良い現実にそったシナリオが見えてきます。これを「シナリオ法」と呼びます。

代わりの考えを書き出した後は、その新しい考えをどの程度信じているかを、一〇〇段階で評価しておくようにします。このような一〇〇段階評価は、気持ちや考えを相対的に判断する練習としての意味を持っています。ストレス状況下で気持ちが動揺しているときには、「いつも」「絶対」と極端な形で判断してしまいがちです。段階的評価をすることで、このように極端な判断をしないですむようになります。

◇気分の変化

次に、考え方を変えて気分がどのように変化したかを書き込みます。場合によっては、新しく生まれた前向きの気分を書き込んでも良いでしょう。そこで気持ちが楽になっていれば新しい考え方が役に立ったということがわかり、そうした考え方をまたこれからもしていけば良いということになります。また、あまり変化が見られない場合には、また別の考え方や見方ができないかと考えてみることができます。これによって、ストレス状況下でも柔軟なものの考え方が身につくようになるのです。

さらに、偏った認知を現実の生活の中で検討していくためには、自分自身が行動する必要があります。また、行動できたことによって、感情が変化していく可能性も出てきます。

◇今後の課題

ここまで考えたところで、今後取り組む課題が見えてくることがあります。このコラムには、その課題について書き出すようにしましょう。この課題を解決するためには、先に練習した問題解決技法やアサーションのスキルが役に立ちます。

非機能的思考記録表（コラム、思考バランスシート）の記入例——Aさんの場合

うつ病で苦しんでいる女性Aさんが、夕食後に新聞を読んでいる夫に、つらい気持ちを相談しようとしたときに、上の空《うわ》でしか答えてもらえなかったときの場面を想定して、最後に非機能的思考記録表（コラム、思考バランスシート）に書き込む練習をしてみましょう。

◇状況

彼女は、夕食後に新聞を読んでいる夫に、つらい気持ちを相談しようとしたときに、上の空でしか答えてもらえなかったそうです。

◇気分

彼女は、そのとき、①悲しい（九〇％）、②罪悪感（七〇％）、③腹立たしい（七〇％）、という気持ちになったといいます。カッコの中に入っている数字は、これまで経験した感情の中でもっとも強いものを一〇〇パーセントとしたときの感情の強さです。

◇行動

彼女はこのとき、目に涙をためて黙り込んだと言います。それでは自分の気持ちや考えは伝わりません。

◇自動思考

この女性の場合は、「夫は私のことをどうでもいいと考えている（九〇％）」「夫に負担ばかりかけていて申し訳ない（七五％）」「夫の態度はひどい（六〇％）」という自動思考が、頭に浮かんでいました。ここでのパーセントの数字は、そのときその考えをどの程度信じていたかという、確信度の強さを表したものです。

彼女は、熱い認知として「夫は私のことをどうでもいいと考えている」という考えを選びました。

◇自動思考の特徴をチェックする

次に、こうした自動思考を一五五ページの「特徴的な認知の偏り」を利用して考えてみます。「夫は私のことをどうでもいいと考えている」という考えにはどのような特徴があるのでしょうか。

「どうでもいいと考えている」というのは、夫が上の空で答えたという事実だけで全体を判断していると考えることができます。ですから、この考えは「思い込み・決めつけ」と判断することができますし、夫の気持ちを「深読み」しているともいえます。

このように、「思い込み・決めつけ」だと判断したときには、判断の基準をはっきりさせて、その根拠を具体的に考えるようにすると良いでしょう。「自分のことを考えてもらえている」というのはどのような事実から判断できるのでしょうか。「優しい声をかけてもらったとき」「話に耳を傾けてもらったとき」「家事がうまく進まなくて困っているときに手伝ってもらったとき」など、いろいろな基準が考えられると思います。その基準にそいながら、もう一度「自分のことを考えてもらえている」と思える出来事、思えない出来事を整理してみるようにしてください。

◇根拠・反証

次に、自動思考を裏づける事実（根拠）と、自動思考とは逆の事実（反証）を書き出します。このときに、客観的な事実だけを書くように注意してください。根拠と反証を書き出すのは、適応的思考を導き出すためです。慣れてくれば、自動思考に反論して適応的思考を考えることができるようになりますが、最初のうちは現実に目を向けながら根拠と反証を書き出してみる練習が役に立ちます。

さて、夫に相談した妻が、「夫は私のことをどうでもいいと考えているのだ」と考えてみじめな気持ちになったときに、その自分の考えが当たっているかどうかを確認できれば、気持ちが楽になる可能性があります。そのときに、夫は仕事でひどく疲れていたり、読んでいる新聞に夢中になっていたりしたために、すぐに答えられなかったかもしれないからです。それを、「夫は私のことをどうでもいいと考えているのだ」と決めつけてしまうと、つらい気持ちになってきます。

ただ、ここで注意しないといけないことが二つあります。そのひとつは、そのとき考えたことが必ずしも間違いではない、つまり正しい可能性もあるということです。夫が気のない返事をしたのは、相談の内容がたいしたことではないと考えていたためである可能性がないとは言えません。

ですから、適応的思考では、何か正しいことをひとつ見つけるということではなく、現実に目を向けながらいろいろな可能性を考えるということが大事になります。私たちは、何か気持ちが動揺するような出来事に出会ったとき、すぐに自分なりの意味づけをしようとします。これは、なかば無意識的に行われることが多く、だからこそ私たちは、あまり考えないで日常の判断を次々とすることができるのです。

しかしそのように瞬時に判断するだけに、思い込みや勘違いで間違った判断をすることもあります。逆に、極端なように思える判断が正しい場合もあります。それに、多くの場合は、すべて正しかったりすべて間違っていたりすることは稀《まれ》で、ある部分は正しく、ある部分は正しくないという場合がほとんどですし、正しいかどうか、どちらとも判断できないことも少なくありません。

二つめに注意しなければならないのは、自動思考が正しいか間違っているかを決めるのではなく、両方の可能性をていねいに考え、具体的な問題があればそれに対処するように考えていくことが大事になってくるということです。つまり、最初の考えからちょっと距離を置いて、現実に目を向けるようにします。

Aさんは、根拠として、

・声をかけたときに、夫は目を上げなかった。
・先週友だちに電話をしたとき、仕事が忙しいからと言って、早々に電話を切られた。
・夫に対してこのようなグチばかり言っている。
・私が話しかけても、夫は話を聞くだけでアドバイスをしてくれない。

という事実を挙げました。

一方、Aさんが反証として挙げたのは、

・夕食の後、私がだるそうにしていると、夫が後片づけを手伝ってくれて、早く休むように言ってくれることがある。

・声をかけたとき、夫はぼんやり遠くを見つめていた。

・友だちは、休日の電話のときや、実際に会って話すときには、私の気持ちをよく聞いてくれる。

・少し身体がだるくても、できる限り夫のために夕食を準備するようにしている。

・夫は、後片づけを手伝ってくれることがあるし、ときにはマッサージをしてくれることもある。

というものです。

ここでは、「目を上げようともしなかったから、どうでもいいと思っているに違いない」といったふうに、相手の心を読んだり自分なりの解釈を入れたりしないことが大切です。つまり、「目を上げようともしない」というのは解釈が入った文章なので、「目を上げなかった」と書くようにします。「嫌っているに違いない」というのも解釈ですから、根拠のところには書き込まないで、むしろ自動思考のところに書くようにしてください。

◇適応的思考

適応的思考を考えるときには、まず「〝根拠〟という事実がある。しかし、〝反証〟という事実もある」と書き出してみます。

Aさんの場合は、「声をかけたときに、夫は目を上げなかった。先週友だちに電話をしたとき、仕事が忙しいからと言って、早々に電話を切られた。夫に対して私はこのようなグチばかり言っている、私が話しかけても、夫は話を聞くだけでアドバイスをしてくれない」という事実はあるが、「夕食の後、私がだるそうにしていると、夫が後片づけを手伝ってくれて、早く休むように言ってくれることがある。声をかけたとき、夫はぼんやり遠くを見つめていた。友だちは、休日の電話のときや、実際に会って話すときには、私の気持ちをよく聞いてくれる。少し身体がだるくても、できる限り夫のために夕食を準備するようにしている。夫は、後片づけを手伝ってくれることがあるし、ときにはマッサージをしてくれることもある」という事実もあると書き出してみました。

このように書いてみて、Aさんは考えました。「夫が私のことをどうでもいいと思っている」という可能性がないとは言い切れません。しかし、それは、決めつけの可能性が高いように思えてきます。

事実としてわかっていることは、夫が新聞を読んでいたということだけです。「上の空」だったという判断は推測が入っています。仮に夫が「上の空」だったとしても、その背景にはいろいろな可能性が考えられます。

夫がAさんの話に関心がなかった可能性もあるでしょう。でも、新聞記事に夢中になっていた可能性や、疲れてぼんやりしていた可能性もあります。妻の声が小さくて、よく聞き取れないまま返事をしたのかもしれません。いろいろな可能性が考えられます。

そのときに大事なのは、夫がなぜそのような態度をとったのかを確認することです。黙って引きこもってしまったのでは、夫や他の人たちが、本当に自分のことを考えてくれていないのかどうか、確認することができなくなります。

そこで、「見逃している事柄はないだろうか」とこころの中で考えてみて、それぞれの可能性を裏づける事実、逆に否定する事実を探してみるようにするのです。

そうすれば、感情に押し流されていた自分からちょっと距離をおくことができ、こころに少し余裕が出てくるはずです。それによって、さらに、いままで見えていなかった現実が目に入るようになり、問題にうまく対処できるようになりますし、気持ちが楽になってくるはずです。

このほかにも、「元気なときだったら、どのように考えていただろうか」「今回のことを五年後に振り返ったとすれば、違った見方をしていないだろうか」と、考えてみることも役に立ちます。「親しい人が同じような状況で悩んでいたら、どのようにアドバイスするだろう」と考えてみても良いでしょう。

このように視点を変えて考えてみると、いままで見えていなかった部分が見えるようになることがよくあります。

◇適応的思考を見直す

一般に、気持ちが動揺しているときには、その気持ちに近い事実しか目に入らなくなってきます。「夫は私のことをどうでもいいと考えているのだ」と考えてみじめになっていると、そのように見える夫の態度ばかりが目につくものです。

声をかけても新聞から顔を上げようとしないし、目をあわせようともしない。いかにも面倒くさそうに体を揺すって、不機嫌そうな声を出す。いろいろな夫の態度が、いかにも自分（妻）には関係ないと考えているように見えてしまいます。

このようなことは、私たちが日常よく体験することで、そう珍しいことではありません。しかも、うつや不安が高まっているときには、そうした傾向が強くなり、ますますつらくなってきます。そのようなときに、「親しい人からそのようなことで相談を受けたら、どのようにアドバイスするだろうか」と、考えてみるのです。

「他のときはどうなんだろう」と、こころの中に問いかけてみると良いかもしれません。「そのような気持ちを無理に抑えこまないで、率直に夫に話したらどうだろう」と考えても良いでしょう。いろいろな可能性があることがわかってきます。

そのような可能性が見えてくると、少し気持ちが楽になってくるはずです。

しかし、そのような話をすると、「人には言えるかもしれませんが、いざ自分のことになると、なかなかそういうふうには考えられません」と答える人がいます。たしかに、自分でいざやってみようとすると、人に話すようには簡単にはいかないこともあります。しかし、これは考えの幅を広げる練習のためにやっていることです。できるかどうかはおいておいて、まずはいろいろな可能性を考えてみることが大切です。

ここで注意しなくてはならないことは、自分だけではどうすることもできないことで自分を責めてつらくなっている可能性がないかという点です。たとえば、夫が仕事で疲れていたために、妻の些細な言動に腹を立てたとします。そのときに妻が、「夫は疲れているんだから、対応に気をつけなくてはいけないのに、配慮が足りなかった」と考えて、自分を責めたとします。しかし、疲れてイライラしていたのは夫のほうなので、そのことまで自分の責任であるかのように妻が考えてしまうとつらくなるばかりです。

同じように、いつもぴりぴりしている上司に意味もなく怒鳴られたときに、自分がきちんと対応しなかったからだと考えて落ち込んだことはないでしょうか。子どもが言うことを聞かないときに、自分の育て方が悪かったからだと自分を責めていないでしょうか。

たしかに相手の気持ちや体調に気を配ることは大切です。しかし、夫や上司、子どもがどのように行動するかは、基本的には夫や上司、子どもがどう考えるかで決まってきます。いくら自分ががんばったとしても、相手が変わろうとしなければ、変わることはありません。そうしたときに、すべて自分の責任であるかのように考えてしまうとつらくなりますし、解決可能な問題も解決できなくなってきます。自分を責めていることに気づいたときには、関係している人たちの責任の程度を、それぞれ考えてみると良いでしょう。

こうしたことを考えあわせて、Aさんは、次のように適応的思考を書き出しました。

1．たしかに夫は、先週の木曜日の夕食の後には私の話に耳を貸そうとしないように感じられたが、後片づけを手伝ってくれたり、早く休むように言ってくれたりする。先週は、ぼんやり遠くを見ていたことからすると、夫は疲れていたのだろう。話を聞いてくれる友だちもいるし、必ずしも夫が私のことをどうでもいいと考えていたわけではない。相手の反応を見てすぐに決めつけないで、どうしてそのような態度をとったのか、穏やかに聞いてみるようにしよう。（八五％）

2．夫婦なのだからお互いに悩みを相談しあうのは自然なことで、疲れているときに、相手に配慮するようにすると良い。（八〇％）
3．つらいときにはもっと気持ちをわかってほしいと思うが、いつも思うようにいくわけではない。もう少し、自分の気持ちを表現してみるようにしよう。（八〇％）

◇気分の変化

適応的思考を考えたところで、Aさんの気分は、①悲しい（六〇％）、②罪悪感（五〇％）、③腹立たしい（五〇％）と変化しました。

◇今後の課題

最後に、Aさんは、次のような課題があると考えました。
1．自分に対する夫の気持ちを確認する。
2．家事のやり方について夫と相談し、役割分担できないか考える。

非機能的思考記録表（コラム・思考バランスシート）の記入例——Bさんの場合

新しく担当になった仕事が思うように進まず、上司から予定よりも遅れていると注意さ

状況

夕食後に新聞を読んでいる夫に、つらい気持ちを相談しようとしたときに、上の空でしか答えてもらえなかった。

気分

①悲しい（90％）
②罪悪感（70％）
③腹立たしい（70％）

行動

涙ぐんで黙りこんだ。

自動思考

1．夫は私のことをどうでもいいと考えている。（90％）
2．夫に負担ばかりかけていて申し訳ない。（75％）
3．夫の態度はひどい。（60％）

うまくいかないときの考え方（当てはまるものに○をつけてみましょう）

- 思い込み（○）
- 決めつけ
- 白黒思考
- べき思考
- 自己批判
- 深読み（○）
- 先読み

根拠	反証
1．声をかけたときに、夫は目を上げなかった。 2．先週友だちに電話をしたとき、仕事が忙しいからと言って、早々に電話を切られた。 3．夫に対してこのようなグチばかり言っている。 4．私が話しかけても夫は話を聞くだけでアドバイスをしてくれない。	1．夕食の後、私がだるそうにしていると、夫が後片づけを手伝ってくれて、早く休むように言ってくれることがある。 2．声をかけたとき、夫はぼんやり遠くを見つめていた。 3．友だちは、休日の電話のときや、実際に会って話すときには、私の気持ちをよく聞いてくれる。 4．少し身体がだるくても、できる限り夫のために夕食を準備するようにしている。 5．夫は、後片づけを手伝ってくれることがあるし、ときにはマッサージをしてくれることもある。

適応的思考

1．たしかに夫は、先週の木曜日の夕食の後には私の話に耳を貸そうとしないように感じられたが、後片づけを手伝ってくれたり、早く休むように言ってくれたりする。先週は、ぼんやり遠くを見ていたことからすると、夫は疲れていたのだろう。話を聞いてくれる友だちもいるし、必ずしも夫が私のことをどうでもいいと考えていたわけではない。相手の反応を見てすぐに決めつけないで、どうしてそのような態度をとったのか、穏やかに聞いてみるようにしよう。（85％）
2．夫婦なのだからお互いに悩みを相談しあうのは自然なことで、疲れているときに、相手に配慮するようにすると良い。（80％）
3．つらいときにはもっと気持ちをわかってほしいと思うが、いつも思うようにいくわけではない。もう少し、自分の気持ちを表現してみるようにしよう。（80％）

気分の変化

①悲しい（60％）
②罪悪感（50％）
③腹立たしい（50％）

今後の課題

1．自分に対する夫の気持ちを確認する。
2．家事のやり方について夫と相談し、役割分担できないか考える。

表 6-2　A子さんの非機能的思考記録表（コラム、思考バランスシート）

れたサラリーマンBさんの例を使って、もう一度、柔軟に考える練習をしてみることにします。

Bさんは、上司から注意を受けて、気分が落ち込みました。不安や焦りも感じました。記入用紙には、ここで同時にどのような行動をとったかを書き込むようにします。これは、問題を解決するような行動ができたかどうかを確認するためですが、Bさんの場合は引きこもってしまって、ますます仕事が遅れたと言います。

そこで、どのようなことを考えたかを書き込むことになりますが、なかなか浮かばないときには、

①自分についてどのように考えたか。
②周囲の人との関係についてどのように考えたか。
③将来についてどのように考えたか。

を、ひとつひとつ見返してみると自動思考に気づきやすくなります。その練習をかねてこの例を紹介したのですが、そのときに、たとえば、一八四ページの記録表に書いてあるように、「私は……」「人は……」「将来は……」という単語を最初に頭に浮かべて、それに続く文章を考えると、自動思考を思い出しやすくなるので試してみてください。

その理由は前にも書きましたが、うつの状態のときに私たちは、自分に対して、周囲と

の関係に対して、将来に対して悲観的になっているからです。これを、専門的に「否定的認知の三徴」と言うことは、何度も述べました。その三つをすべて書き出す必要はなく、一番強く考えたことだけを書き出すのでも良いでしょう。

次に、根拠と反証を書き出すのですが、ここにはあくまでも事実だけを書き込むようにしてください。前にも指摘しましたが、自分の解釈を入れないで、事実だけをできるだけ冷静に書くようにします。

そして、根拠と反証を見比べながら、適応的思考を書き込むようにします。このときに、根拠と反証のところに書いた文章を組み合わせていくようにすると書き込みやすくなります。それだけで気持ちが楽になることもありますが、必ずしもそう簡単にいかない場合があります。とくに、ストレスを感じる状況が続いている場合には、やはりつらい気持ちが続きます。その場合には、そのストレスが軽くなるようにしていくことが大切です。

最後の欄には、これから解決したほうが良い課題を書き込むようにします。また、とくにストレスを感じていなくても、適応的思考を考えているうちに、新しい課題に気づくことがあります。そうした課題についてもここに書き込んでみてください。

状況

新しく担当になった仕事が思うように進まず、今日の夕方上司から予定よりも遅れていると注意を受けた。

気分		行動
①落ち込み（80%） ②不安（75%） ③焦り（60%）	引きこもり	

自動思考

1．（私は）自分は、本当は能力がないんだ。（90%）
2．（人は）上司は怒っている。（70%）
3．（将来は）これでは、仕事はうまく進まない。（70%）

うまくいかないときの考え方（当てはまるものに○をつけてみましょう）
- ・思い込み（○）
- ・決めつけ
- ・白黒思考（○）
- ・べき思考
- ・自己批判
- ・深読み
- ・先読み

根拠	反証
1．今回担当した仕事が進んでいない。 2．仕事の内容を、十分に把握できていない。 3．上司に注意をされた。	1．これまでも、最初は戸惑うこともあったが、最終的にはきちんと仕上げることができている。 2．まだ仕事に慣れていないところがある。 3．上司も、ひどく叱ったわけではない。

適応的思考

1．思うように仕事は進んでいないが、まだ慣れていないためかもしれない。（90%）
2．以前も、最初は戸惑っても、仕事の内容が把握できてくれば、スムーズに仕事が進むようになった。今回も仕事に慣れてくればスムーズに仕事が進むだろう。（70%）
3．新しい仕事に戸惑うという面はあるが、必ずしも能力がないわけではない。（60%）
4．上司に注意されたといっても、ひどく叱られたわけではない。（70%）

気分の変化

①落ち込み（40%）
②不安（30%）
③焦り（20%）

今後の課題

仕事の内容をはやく把握できるように工夫する。上司がいまの仕事の状態をどのように考えているか、確認する。

表 6-3　サラリーマンBさんの非機能的思考記録表（コラム、思考バランスシート）

第七章　「後ろ向きスキーマ」に気づくために

スキーマとは何か

ここまで、認知療法で使われる方法をいろいろと紹介してきました。中でも認知療法で大事なのが「自動思考」です。「自動思考」は、自分のまわりで何が起こっているかを瞬間的に判断して対処するために、とても大切なこころの働きです。

こうした判断は、同じ状況にいれば誰でも同じようにするのかというと、決してそうではありません。かなり個人差があります。生まれつきの性格の違いもあるでしょうし、それまでに体験してきたことや知識として吸収してきたことも人によって違っています。ですから、同じ体験をしても、判断の仕方は人によってずいぶん違っているものです。

こうした判断の違いのために、人によって現実の受け止め方が違ってくるのですが、こうしたタイプの違いを作り出しているのが、その人なりの価値基準、つまり「こころの法則」です。それを、認知療法では「スキーマ」と呼びます。

「スキーマ」とカタカナで書くと難しく感じられるかもしれませんが、性格のようなものだと考えていただくと良いでしょう。人が言うことを正直に受け止めるタイプの人もいれば、まずは疑ってかかるタイプの人もいます。人がどう考えるかよりも自分の考えが大事だと考えるタイプの人もいれば、自分の気持ちを抑えて人の考えを優先するタイプの人もいます。そのタイプの違いによって、同じ現実でも見え方が違ってきます。

スキーマ自体は、決して悪いものではありません。スキーマは、私たちが現実生活をスムーズに送るために役に立っています。しかし、ときによっては、スキーマが存在するためにとんでもない思い込みの世界に入っていってしまうことがあるので注意が必要です。とくに、ストレスが強いときには、現実よりも自分のこころのほうに目が向いてしまって、自分なりの思い込みの世界に入り込みやすくなります。そのために、つらい気持ちになったり、現実の課題を解決できなくなったりするのです。

前向きスキーマと後ろ向きスキーマ

スキーマには、前向きのものもあれば、後ろ向きのものもあります。

前向きのスキーマというのは、「自分には問題を解決する力がある」「人はお互いに助けあうものだ」「失敗してもやり直すことができる」といったものです。一方、後ろ向きのスキーマというのは、「自分はダメな人間だ」「人は何をするかわからない」「ひとつでも失敗したらおしまいだ」といったものです。

前向きのスキーマは、何かをしようとするときに自分の力になりますが、注意をしないと自信過剰になってしまうリスクもあります。後ろ向きのスキーマは、ほどほどのときには警報機の役割を果たしますが、あまり強くなりすぎると、つらい気持ちになって、問題にも上手に対処できなくなります。

物事が思ったように進まなくなっていても、前向きのスキーマで、「がんばれば何とかなる」「人はお互いに助けあうものだ」「あきらめなければ展望は開ける」と考えられる人は、他の人の力を借りながら、いろいろな手立てを工夫して問題に取り組んでいけるでしょう。

しかし、「自分はダメな人間だ」「人は頼りにならない」「少しでも失敗したらおしまいだ」と考える後ろ向きスキーマの傾向のある人は、少しでもうまくいかないことが起きると気弱になって、落ち込んでしまいます。

もっとも、誰でも前向きのスキーマだけ、後ろ向きのスキーマだけしか持っていないということはありません。その両方のスキーマがこころの中にあります。ところが、ストレスを強く感じると後ろ向きのスキーマの勢いが強くなってくるのです。ですから、自分のスキーマを理解して、ストレスを感じたときに自分がどのように考えるクセがあるかがわかっていれば、ストレス場面でうまく切り抜けて自分の力を発揮できるようになります。

後ろ向きのスキーマの特徴

後ろ向きのスキーマには、いくつかの特徴があります。第一に、非現実的で人間性を無視したものになっています。「何でも完全にできなくてはならない」「非の打ち所のない完全な身体でなくてはならない」というスキーマの要求は現実的なものではありません。こうした非現実的な要求が強くなると、当然それを満たせなくなりますから、精神的につらくなる場面が多くなります。

第二に、極端で柔軟性がなく、融通がききません。「〇〇でなくてはならない」「〇〇しなくてはならない」という絶対的で命令的な形で、こころに縛りをかけて窮屈になっています。

第三に、行動を妨げたり失敗の原因になったりしています。「失敗してはいけない」というスキーマが活性化していると、「失敗したら大変だ」という自動思考が生じてきて、かえって不安が強まりスムーズに行動できなくなります。

第四に、そのスキーマどおりに行動できないと気持ちが動揺してしまいます。「すべての人に愛されていなくてはならない」というスキーマが活性化している場合には、ちょっと否定的なことを言われただけで絶望的な気持ちになってしまいます。

第五に、否定的なスキーマは無条件に受け入れられてしまっています。「何でも完全に準備できていないといけない」というスキーマが強くなっていると、準備が少しでも不十

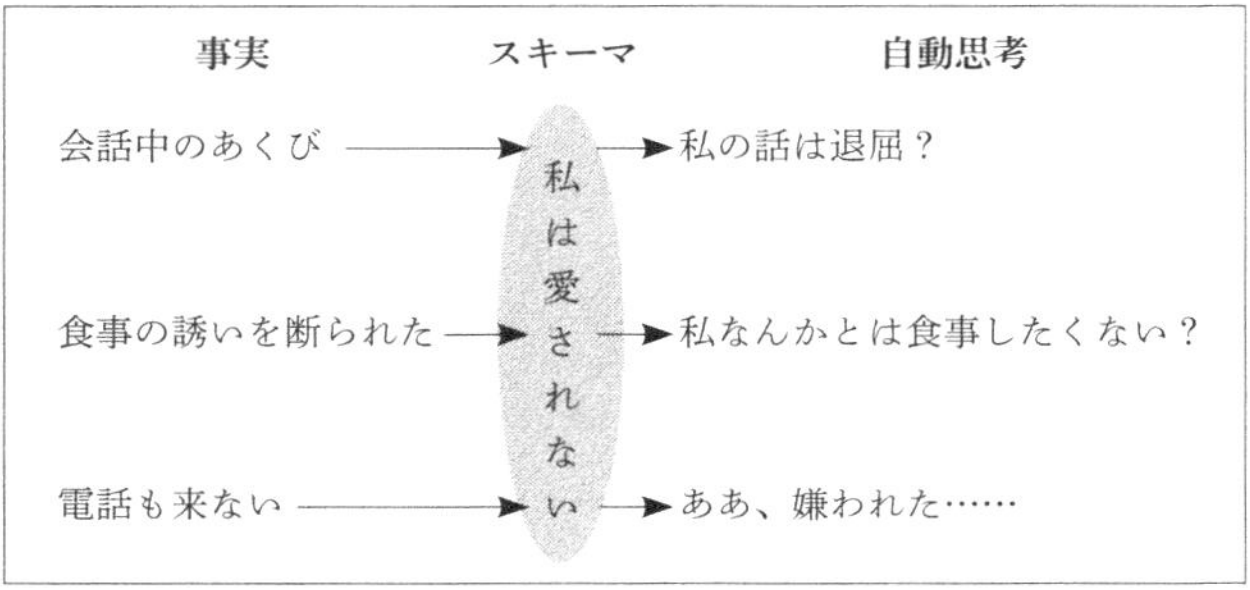
事実
スキーマ
自動思考
会話中のあくび
私の話は退屈？
私は愛されない
食事の誘いを断られた
私なんかとは食事したくない？
電話も来ない
ああ、嫌われた……

表 7-1　スキーマの影響を受けた自動思考の例

分だと気になりますし、十分に準備できない自分を責めるようになります。

こうした弊害が出てきているときに、スキーマを上手に切り換えることができれば、つらい気持ちが楽になり、ストレスへの抵抗力が高まり、再発リスクが減少することになります。

六つの後ろ向きスキーマ

ベック博士とワイスマン博士は、後ろ向きのこころのスキーマを六つの要素に分けて考えています。

その要素の第一は弱さに関するもので、「自分は弱い」ということに関係した確信です。「人に助けを求めるのは弱い人間だ」といった気持ちがあると、人に助けを求められなくなります。

第二が、完全主義の要素です。「成功しなければ人生をむだに過ごしたことになる」と考えると、少しの失敗も許せなくなります。

第三が、社会的に認められなくなることに関係した要素です。「他の人から認められないと幸せになれない」といった考えがこころの底にあると、他の人からなにかと認められることに固執するようになります。

第四が、命令型の確信群で、「いつも幸せでなくてはならない」といったように、「○○でなくてはならない」「○○しなくてはならない」と自分のこころに命令をするようなこころの態度です。

第五が自律的な態度です。「自分の考えは、他の何よりも大切なんだ」という考えが強すぎると、他の人とうまく協調できなくなります。

第六は認知に関連したもので、自分の考えと気持ちとの関係をどの程度認識しているかによって左右されてきます。「他の人のために傷つけられてしまった」と考えてしまうと、自分でその状況を変えることが非常に難しくなってきます。そのようなときに、こころが傷ついたりがっかりしたりするのは、自分の受け取り方も影響しているので、自分の考え方を変えることによって他の人の言葉の威力を弱めたり強めたりできる、と考えることができれば、気持ちが楽になります。

元気なときの心の法則	・**自分について** ときには失敗もするけど人並みの実力はある 苦手な人もいるが、信頼されているほうだ ・**人々について** ライバルも仲間のうちだ ・**世界観について** ウマがあわない人がいてもいい 人生、七転び八起き 夫婦は助けあうもの	うつのときの心の法則	・**自分について** 自分は無能な人間だ 自分は嫌われ者だ ・**人々について** この世は弱肉強食だ ・**世界観について** みんなに好かれないといけない 少しでも失敗したらおしまいだ 家事は妻の仕事

表7-2　〝こころの法則〟リスト　の例

自分のスキーマに気づこう

次に、スキーマを明らかにするためのポイントについて説明することにします。スキーマに気づいて、スキーマの良い面を出せるようになれば、ストレスに上手に対処できるようになりますし、再発する可能性も低くなります。

スキーマを、私たちはごく自然に、そして当然のように受け入れています。ですから、それに気づくのは自動思考の場合よりもずっと困難です。

そうしたスキーマに気づくためには、できるだけ多く過去のデータを集め、繰り返される思考や行動のパターンを知り、それに基づいてスキーマを推測していくようにします。「いつも決まってそのように考える、何かこころの中にあるルールや、法則のようなものがあるのだろうか？」と自分に問いかけていきます。

スキーマは、

①自分へのスキーマ（例「自分は無能だ」「自分は愛されない」）

②他人へのスキーマ（例「他人は自分のことにしか関心がない」）

③世界へのスキーマ（例「渡る世間は鬼ばかり」）

に注目して考えると、わかりやすいでしょう。

自分の個人的な「テーマ」は何かを考える

自分の個人的なテーマがどのようなものかについて考えることも、役に立ちます。いつ、どのような姿勢で仕事をしているのか、人間関係にどのような特徴があるのか、といったことについて、具体的な記述をもとに考えていくようにします。たとえば、人の不愉快そうな顔に強く反応したり、少し反論されただけで動揺してしまったりする人の場合には、「すべての人からいつも愛されていないと人間失格だ」と考えている可能性があります。

その意味では、自分の生活史を振り返るのもひとつの方法です。自分の価値観や人生のモットーを書き出してみたり、趣味、仕事、宗教、文化、教育、読書などからどのような影響を受けたかを思い出してみたりすると良いでしょう。価値観を一変させるような体験や、大きな影響を受けた人物からも自分のスキーマは影響を与えられています。人間関係は、励まされ自信を与えられるような関係もあれば、悩まされ拒絶されるような関係もあり、そうした関係を通してどのような考え方をするようになったかについても、考えてみてください。

強くこころに残っている過去の記憶や、非常に気持ちが動揺した場面などをいくつか思い出してみて、そこに共通点がないか検討してみてください。楽しかった場面や満足できた場面を思い浮かべてみても良いでしょう。楽しいものでも苦しいものでも、こころに残っているということは、それだけその状況に大きな意味があったと考えられます。

これまでの治療ノートや非機能的思考記録表（コラム、思考バランスシート）を振り返って、何度も繰り返される自動思考のパターンやテーマをいくつか取り出すのも、スキーマを明らかにするのに役に立ちます。そのときに、自分への評価、人間関係、仕事、趣味、行動、そうしたものの中でとくに自分の弱点になりそうな共通のパターンを見つけ出すようにしてみるとよいでしょう。

下向き矢印法でスキーマを見きわめる

スキーマの同定には、下向き矢印法もよく使われます。これは、状況や自動思考に自分がどのような意味づけをしているかを、次々とこころに問いかけながら探っていく方法です。

①それが本当だとして、自分にとってそれはどういうことだろうか？
②それは自分にとって、自分の生活にとって、自分の未来にとって、どういう意味を持つのか？
③そういうことが起こったとして、最悪のことは何だろう？
④他人が自分についてどう考えているかが、どういう意味を持っているのか？
⑤他の人について、それはどういう意味を持つのか？
⑥自分について言えば、それはどういうことか？
⑦他の人について言えば、それはどういうことか？
⑧世の中について言えば、それはどういうことか？

（『こころが晴れるノート』創元社刊より引用）

スキーマに挑戦して、現実的なものに変えていく

スキーマに挑戦して、それをより現実的なものに変えていく場合にも、否定的な自動思

考を修正していくときと似た方法を使って、スキーマがどの程度現実的かを検討していきます。

まず、そのスキーマのどの点が非現実的なものかということを考えてみましょう。「自分は一生懸命遅くまで仕事をしているのに、自分の下で働いている若い人はさっさと帰ってしまう。不公平だ」と考えている場合、その奥底には、「自分はいつも、割にあわない立場に立たされている」という思いがあるのかもしれません。その場合には、人は完全に平等ではなく、考え方も違うということを、現実に即しながら確認していくようにします。

第二に、「不公平だ」という思いや「自分には価値がない」という考えがこころの中にある場合、その評価基準を具体的に文章化してみると良いでしょう。場合によっては漠然とそのように考えているだけで、具体的な根拠がはっきりしないこともあります。具体的に評価の基準を明らかにすれば、一体何を変えればよいのか、どのように行動すればよいのか、ということがわかってきます。また、その判断が個人的なものだということもわかってくるでしょう。

自動思考の場合と同じように、スキーマの評価はできるだけ多くの側面から行うようにしてください。そうすると、ひとつの状況を、いくつかの視点から考えられるということ

〈状況〉	会社で私を残して上司が同僚と食事に行った
	⬇
〈自動思考〉	私だけ、上司に誘ってもらえない
	⬇
〈自己について〉	自分は他人に気遣ってもらえないタイプ
	⬇
〈自己について〉	自分は、愛されない人間だ

〈自己へのスキーマ〉

〈状況〉	上司は自分に残業させて食事へ行った
	⬇
〈自動思考〉	一般職の女性社員だけ誘われた
	⬇
〈世界観について〉	私は総合職の女性だから誘われなかった
	⬇
〈世界観について〉	仕事をがんばる女性は、嫌われる

〈世界へのスキーマ〉

表 7-3　下向き矢印法

がわかってきます。「速く仕事ができない人間はダメだ」と考えて悩んでいる場合のことを考えてみましょう。仕事によって速くするほうが良いものと、じっくりていねいにする必要があるものとがあるはずです。

第三に、スキーマには、役に立つ部分と役に立たない部分とが必ずあります。ですから、プラス面とマイナス面の両方を考えるようにしてください。「すべての人に受け入れられないと幸せになれない」というスキーマがあって、できるだけ多くの人に受け入れられよう、人間関係を良くしようと努力するのは大切なことです。しかし、「すべての人」という極端な考えに縛られてしまうと、苦しくなってしまいます。当然、ウマのあわない人もいますし、考え方の違う人もいます。そうした人とまで完全にうまくやっていくことは不可能です。そうしたことを考えて、スキーマの利点と欠点、つまりどこが役に立ち、どこが役に立たないかをはっきりさせることで、スキーマの役に立つ部分を伸ばしていくようにすることが重要です。

第四に、そのスキーマがあなたにとってどのような意味を持っているかを考えましょう。「すべての人に受け入れられないと幸せになれない」というスキーマがある場合、それはまだ力がなく自信がなかった子ども時代に作られたものではないでしょうか。しかし、成長した現時点では、それなりに力をつけ、自分一人で対処できる能力が備わってきていて、すべての人に受け入れられる必要はなくなっている可能性があります。そのことを確認するために、あなた自身が持っている力を、もう一度再評価してみてください。

行動を通してスキーマを修正する

行動を通してスキーマに挑戦することもできます。自動思考の場合と同じように、スキーマの妥当性を現実の中で調べていくのです。

たとえば、中間管理職の人が、「若い人はさっさと帰ってしまう。……割があわない」と不満を感じているときには、「すべての人に愛されないといけない。注意をして反発されたら大変だ」と考えて、若い人に自分の不満を言えないでいるのかもしれません。その場合には思い切って、少し残って仕事をするように若い人に言ってみてはどうでしょう。そのように行動して相手の反応を見るのです。

そうすれば、自分のスキーマがどの程度現実的かを体験的に理解できます。自動思考の場合と同じように、客観的事実の中に自分から入り込んで、その確信を揺さぶってみるのです。そして、現実にそった信念や確信をこころの中に作り出していくようにします。こうした行動には、新しい基準が妥当であるかどうかを検証するだけでなく、他の人がどのように考えているかを知ったり、自分にどのような力があるかを試したりする意味もあります。

新しく作り出したスキーマにそった行動を、段階的に行うこともできます。残業をするように若い人を指導したり、人と意見が違ったときにも自分の意見を少しずつ穏やかに伝えていったりしながら、相手がどのように反応するかを見ていきます。最初に想定したように、自分の意見を言うと嫌われるかどうか、自分の指導に従わないで自分勝手な行動をとるかどうかを確認するのです。もしそうしたことが起こらない場合には、そのままで良いということになりますし、仮にそうしたことが起こった場合には、そのことに対処する次の方法を考えることができます。

こうした方法は、自分のこころの命令に従わないとどのようなことが起こるかを調べてみることでもあります。本当に「○○しないといけない」のかを、実際の行動の中ではっきりさせていくのです。その場合にはまず、そうした命令に従わなかったらどうなるかを予測します。そして、実際に行動しながら、それがどのようになるかを実験します。「自分の意見を言えば、他の人は怒り出すだろう、自分のことが嫌いになるだろう」と予測して、自分の意見を表現してみます。必ずしも、自分が予想したとおりにはならないことがわかると思います。

もちろん、自分の予想どおりに相手が怒り出す可能性もありますが、もしそうなった場合には、その状況に対応すれば良いのです。ただ、そのときに、自分を表現したからそうなったと短絡的に結論づけたり、「だから私はダメなんだ」と自分の人間性を否定したりしないようにしてください。ひとつの行動で人間の価値が決まるわけではありません。相手の人に問題がある場合もあります。

そうしたときに、どこに問題があったかを考えられれば、表現の仕方や意見を言うタイミング、相手の意見を取り入れる程度など、多面的に振り返って状況を改善できるようになります。

スキーマに挑戦する最終的な目的は、柔軟性のある自分らしいスキーマを作り出すことにあります。たとえば、「何でも完全にできないとダメだ」「すべての人から愛されないといけない」といった極端な考えを、「上手にできるようにすることは大事だが、生身の人間だからできることもあればできないこともある」「人に愛されることは大切なことだが、すべての人と完全に同じように考えることはできない。仲の良い人でも考え方が違うことがある。意見が違っても、必ずしもけんかになるとは限らない。自分の意見を言って、受け入れられる可能性もある。一時的にうまくいかなくなっても、時間が経てば問題が解決することもある」といった柔軟で現実的なスキーマに書き換えることができれば、ずいぶん気持ちが楽になるはずです。また、そのときに、書き換えたスキーマを文章にして残しておいて、後で必要に応じて読み返すようにすると、次第にそれが自分のものになってきます。

最後に

これまで、認知療法を自分で利用するときのポイントをお伝えするために書いてきました。最後に、認知療法についてもう一度簡単に振り返ってみることにします。

認知療法というのは、認知に注目することで、気持ちや行動をコントロールする治療法です。認知というと難しい印象を受けるかもしれませんが、簡単に言えば、ものの考え方や受け取り方という意味です。私たちは、自分のまわりで起きていることを、自分なりの方法で判断し、解釈しながら生きています。ですから、同じ場所で同じ体験をしていても、人によってその受け取り方は様々です。

職場で、上司が一人で厳しい顔をして机に向かっている場面に出会ったとします。心配性の人だと、「何か大変なことが会社に起きたんだろうか」と考えて、不安になるかもしれません。「自分が仕事でミスをしたので怒っているのではないか」と考えて、心配になるかもしれません。「自分のことを嫌っているから、自分のほうを見ようとしないんだ」と考えて、哀しくなる人だっているでしょう。

このように、同じ場面でも、人によって受け取り方は様々で、それによっていろいろな気持ちがわいてきます。また、その受け取り方によって、とる行動も違ってきます。不安になると、その場面を避けようとするでしょう。哀しくて落ち込むと、何もする気がしなくなって、机の前でぼんやりすることになります。

しかし、それでは問題は解決しません。それどころか、何もできない自分が惨めに思えて、ますますつらくなってきます。やはり、そこで「本当は何が起きているのか」を確認することが大事です。

そのためには、先ほどの「何か大変なことが会社に起きたんだろうか」「自分が仕事でミスをしたので怒っているのではないか」「自分のことを嫌っているから、自分のほうを見ようとしないんだ」などといった「考え」、つまり自動思考に目を向けることが大事です。その自動思考に、問題を解決するヒントが隠されているからです。ですから、気持ちが動揺したときには、ちょっと立ち止まって自分のこころの中に目を向けてください。そして、「いまどんなことを考えていただろう」と振り返ってください。

最初は気づきにくいかもしれませんが、何度か練習するうちに少しずつ気づけるようになってきます。そうなればしめたものです。次に、その考えと現実とをつきあわせてみるのです。そうすると、実際に大変なこと、自分が大変だと思い込んでいただけで実際はそう大変でもないこと、ちょっと大変だけれども少し様子を見ていればいいことなど、いろいろとわかってくるはずです。

そのようにして現実が見えてくれば、気持ちが楽になってきます。自分の思い込みの世界に入ってしまって、自分をやたらと責めずにすむようになるからです。また、現実を見ることで、どのような問題を解決していけばいいかがわかってくるからです。

こうした方法は、学校でも使えます。グループ討議を通して、同じ場面でも人によって感じ方や考え方が違うことがわかれば、生徒は自分の気持ちをコントロールしたり、相手を思いやったりする力が伸びてきます。

本書では、このように自分の考えに目を向けて、バランスの良い、しなやかな考え方をするためには、コラムを使って書き出すのが良いということを紹介しました。問題があるときには、何が問題かを具体的に絞り込んで、できるだけ多くの解決策を考え出すことが大事だということも紹介しました。人間関係で困っているときに、自分の中に閉じこもらないで、少し足を外に踏み出して行動してみるとまた違った世界が見えてくるということも書きました。このような認知療法の技術は、これからの生活の中できっと役に立つはずですから、どうぞ使ってみてください。

付録1　「こころのクセ」チェック

あなたの考え方には、どのようなクセがあるでしょうか。私たちは、それぞれ考え方のクセ、こころのクセをもっています。またそのクセは、その時々の環境や体調によって変化します。もちろん、そのクセが間違っているとか悪いとかということではありません。まさに個性なのです。

クセは何であっても、自分にとってごく当たり前で自然なものなので気づくのにはなかなか難しい面があります。でも、そのクセに気づくことができれば、気持ちの整理がしやすくなります。こころのクセに気づくことで、私たちの自動思考（その時々に浮かぶ考え）の特徴も理解しやすくなります。また、それによって自動思考の微調整をして、上手に問題を乗り越えられやすくなります。

このチェックリストは、そうしたこころのクセを自己チェックするために作ったものです。ご自分の最近の考え方のクセを振り返りながら、質問に答えてください。そうすると、①**思い込み・決めつけ**、②**白黒思考**、③**べき思考**、④**自己批判**、⑤**深読み**、⑥**先読み**、の六つの考え方のクセの程度がわかります。

こうしたこころのクセの特徴と対応策については、一五五ページと一六二ページを参考にしてください。

こころのクセチェックテスト

1. 証拠もないのに、良くない結論を予想してしまうことがある。
2. 何か友達とトラブルがあると「友達が私を嫌いになった」と感じてしまうほうである。
3. 根拠もないのに、事態はこれから確実に悪くなると考えることがある。
4. 人のふとした言動をきっかけにして「あの人は私を避けている」と感じることがある。
5. 自分に関係がないとわかっていることでも、自分に関連づけて考えるほうである。
6. 他人の成功や長所は過大に考え、他人の失敗や短所は過小評価するほうである。

	1	2	3	4	5	6
まったく あてはまらない	1	1	1	1	1	1
あまり あてはまらない	2	2	2	2	2	2
やや あてはまる	3	3	3	3	3	3
まったく あてはまる	4	4	4	4	4	4

7. 物事は完璧か悲惨かのどちらかしかない、といった具合に極端に考えるほうである。

8. 「○○しなければならない」と考えて自分にプレッシャーを与えてしまうことがある。

9. 「○○すべきだったのに」と考えて、後悔してしまうことが多い。

10. 何か悪いことが一度自分に起こると、何度も繰り返して起こるように感じるほうである。

11. たったひとつでも良くないことがあると、世の中すべてそうだと感じてしまう。

12. トラブルやミスが起きると、本来は自分に関係ないことでも自分を責めてしまうほうである。

13. 物事を極端に白か黒かのどちらかに分けて考えるほうである。

14. 根拠もないのに、人が私に悪く反応したと早合点してしまうことがある。

1	1	1	1	1	1	1	1
2	2	2	2	2	2	2	2
3	3	3	3	3	3	3	3
4	4	4	4	4	4	4	4

15. 自分の失敗や短所は過大に考え、自分の成功や長所は過小評価するほうである。

16. あいまいな状況は苦手で、物事を良いか悪いかなどはっきりとさせたいと考えるほうである。

17. 一度立てた計画は、どんなに困難があってもやり遂げるべきだと思うほうである。

18. 何か悪いことが起こると、何か自分のせいであるかのように考えてしまう。

	15.	16.	17.	18.
まったく あてはまらない	1	1	1	1
あまり あてはまらない	2	2	2	2
やや あてはまる	3	3	3	3
まったく あてはまる	4	4	4	4

計算式

① 6、11、15の合計点 □ 点……思いこみ・決めつけ
② 7、13、16の合計点 □ 点……白黒思考
③ 8、9、17の合計点 □ 点……べき思考
④ 5、12、18の合計点 □ 点……自己批判
⑤ 2、4、14の合計点 □ 点……深読み
⑥ 1、3、10の合計点 □ 点……先読み

付録2 ＱＩＤＳ－Ｊ うつ度チェック

うつ病チェックを、簡易抑うつ症状尺度（ＱＩＤＳ－Ｊ）を使って行いましょう。

簡易抑うつ症状尺度（Quick Inventory of Depressive Symptomatology: ＱＩＤＳ－Ｊ）は、一六項目の自己記入式の評価尺度で、うつ病の重症度を評価できるほか、アメリカ精神医学界の診断基準（ＤＳＭ－Ⅳ）の大うつ病性障害（中核的なうつ病）の診断基準に対応しているという特長を持っています。世界的に知られた精神科医John Rush先生によって開発され、世界10カ国以上で使用されています。日本語版は、藤澤大介先生（国立がんセンター東病院）のグループが妥当性の検証をしています（ストレス科学25（1）、43-52、二〇一〇）

採点の方法

睡眠に関する項目（1〜4番）、食欲／体重に関する項目（6〜9番）、精神運動状態に関する二項目（15、16番）は、それぞれの項目で最も点数が高いものを一つだけ選んで点数化します。それ以外の項目（5、10、11、12、13、14番）は、それぞれの点数を書き出します。うつ病の重症度は、睡眠、食欲／体重、精神運動、その他六項目をあわせて九項目の合計点数（0点から27点）で評価します。

ＱＩＤＳでは、点数と重症度は左記のようになっています。なお、認知療法・認知行動療法活用サイト「うつ・不安ネット」でも自己チェックできます。

0〜5　正常	6〜10　軽度	11〜15　中等度
16〜20　重度	21〜27　きわめて重度	

各項目が大うつ病性障害の症状に対応しているので、うつ症状の評価やスクリーニングに使えるほか、合計点を算出することでうつ状態の変化を見ることができます。

6点以上の場合にはうつ病の可能性がありますので、まず医療機関に相談してください。

1．寝つき

0　問題ない（または、寝つくのに三十分以上かかったことは一度もない）。
1　寝つくのに三十分以上かかったこともあるが、一週間の半分以下である。
2　寝つくのに三十分以上かかったことが、週の半分以上ある。
3　寝つくのに六十分以上かかったことが、（一週間の）半分以上ある。

2．夜間の睡眠

0 問題ない（夜間に目が覚めたことはない）。
1 落ち着かない、浅い眠りで、何回か短く目が覚めたことがある。
2 毎晩少なくとも一回は目が覚めるが、難なくまた眠ることができる。
3 毎晩一回以上目が覚め、そのまま二十分以上眠れないことが、（一週間の）半分以上ある。

3．早く目が覚めすぎる

0 問題ない（または、ほとんどの場合、目が覚めるのは、起きなくてはいけない時間のせいぜい三十分前である）。
1 週の半分以上、起きなくてはならない時間より三十分以上早く目が覚める。
2 ほとんどいつも、起きなくてはならない時間より一時間以上早く目が覚めてしまうが、最終的にはまた眠ることができる。
3 起きなくてはならない時間よりも一時間以上早く起きてしまい、もう一度眠ることができない。

4．眠りすぎる

0 問題ない（夜間、眠りすぎることはなく、日中に昼寝をすることもない）。

1 二十四時間のうち、眠っている時間は、昼寝を含めて十時間ほどである。
2 二十四時間のうち、眠っている時間は、昼寝を含めて十二時間ほどである。
3 二十四時間のうち、昼寝を含めて十二時間以上眠っている。

□

5. 悲しい気持ち

0 悲しいとは思わない。
1 悲しいと思うことは、半分以下の時間である。
2 悲しいと思うことが半分以上の時間ある。
3 ほとんどすべての時間、悲しいと感じている。

□

6. 食欲低下

0 普段の食欲と変わらない、または食欲が増えた。
1 普段よりいくぶん食べる回数が少ないか、量が少ない。

2　普段よりかなり食べる量が少なく、食べるよう努めないといけない。
3　まる一日（二十四時間）ほとんどものを食べず、食べるのは極めて強く食べようと努めたり、誰かに食べるよう説得されたりしたときだけである。

7. 食欲増進

0　普段の食欲と変わらない、または、食欲が減った。
1　普段より頻回に食べないといけないように感じる。
2　普段とくらべて、常に食べる回数が多かったり、量が多かったりする。
3　食事のときも、食事と食事の間も、食べすぎる衝動にかられている。

8. 体重減少（最近二週間で）

0　体重は変わっていない、または、体重は増えた。
1　少し体重が減った気がする。
2　一キロ以上やせた。
3　二キロ以上やせた。

9．体重増加（最近二週間で）

0 体重は変わっていない、または、体重は減った。
1 少し体重が増えた気がする。
2 一キロ以上太った。
3 二キロ以上太った。

10．集中力／決断

0 集中力や決断力は普段と変わりない。
1 ときどき決断しづらくなっているように感じたり、注意が散漫になるように感じたりする。
2 ほとんどの時間、注意を集中したり、決断を下したりするのに苦労する。
3 ものを読むことも十分にできなかったり、小さなことですら決断できないほど集中力が落ちていたりする。

11. 自分についての見方

0 自分のことを、他の人と同じくらい価値があって、援助に値する人間だと思う。
1 普段よりも自分を責めがちである。
2 自分が他の人に迷惑をかけているとかなり信じている。
3 自分の大小の欠陥について、ほとんど常に考えている。

12. 死や自殺についての考え

0 死や自殺について考えることはない。
1 人生が空っぽに感じ、生きている価値があるかどうか疑問に思う。
2 自殺や死について、一週間に数回、数分間にわたって考えることがある。
3 自殺や死について一日に何回か細部にわたって考える。または、具体的な自殺の計画を立てたり、実際に死のうとしたりしたことがあった。

13. 一般的な興味

0 他人のことやいろいろな活動についての興味は普段と変わらない。
1 人々や活動について、普段より興味が薄れていると感じる。
2 以前好んでいた活動のうち、一つか二つのことにしか興味がなくなっていると感じる。
3 以前好んでいた活動に、ほとんどまったく興味がなくなっている。

□

14. エネルギーのレベル

0 普段のエネルギーのレベルと変わりない。
1 普段よりも疲れやすい。
2 普段の日常の活動（たとえば、買い物、宿題、料理、出勤など）をやり始めたり、やり遂げたりするのに、大きな努力が必要である。
3 ただエネルギーがないという理由だけで、日常の活動のほとんどが実行できない。

□

15. 動きが遅くなった気がする

0 普段どおりの速さで考えたり、話したり、動いたりしている。
1 頭の働きが遅くなっていたり、声が単調で平坦に感じたりする。
2 ほとんどの質問に答えるのに何秒かかかり、考えが遅くなっているのがわかる。
3 最大の努力をしないと、質問に答えられないことがしばしばである。

16. 落ち着かない

0 落ち着かない気持ちはない。
1 しばしばそわそわしていて、手をもんだり、座り直したりせずにはいられない。
2 動きまわりたい衝動があって、かなり落ち着かない。
3 ときどき、座っていられなくて歩きまわらずにはいられないことがある。

付録3　快適睡眠のコツ

1．自分にあった睡眠時間があります。時間にこだわらないようにしましょう。

「〇〇時間しか眠れなかった、大丈夫だろうか」と睡眠時間を気にする人がよくいます。しかし、睡眠は疲れをとるためのものです。翌日にそんなに疲れが残らなければ、睡眠時間は短くても大丈夫です。睡眠時間にこだわりすぎないようにしてください。

2．日中の適度な運動は眠りを助けます。適度な運動を日常生活に組み込むようにしましょう。

適度な運動は睡眠リズムに役立つだけでなく、抗うつ効果や抗認知症作用があります。運動と言っても、つらいときに無理に身体を動かす必要はありません。何もしないで横になっているのではなく、部屋の中で身体を動かしてみるだけでも良いでしょう。

3．食事を規則的にとるようにしましょう。

規則的な食事は、体内時計を整え、生活にリズムをつけるのに役に立ちます。朝食をとると頭がスッキリします。一方、夜食を食べすぎると寝つきが悪くなるので注意してください。

4．昼寝は午後三時までに、二〇～三〇分以内にしてください。

寝不足だからといって、昼寝をしすぎると夜に眠れなくなってリズムが乱れてきます。二〇～三〇分寝ただけでもずいぶん疲れがとれるはずですし、仕事や勉強の集中力も高まります。

5. 夜は軽い読書・音楽・香りなどでリラックスしましょう。

夜遅くまで仕事や家事をすると、頭がさえて眠れなくなります。とくにコンピュータなどの画面に長く向かっていると眠りに入りにくくなります。気がかりなことがあっても、どうしてもその日にしなくてはならないことでなければ、思い切って翌日に回してリラックスするようにしてください。リラックスの方法は人によって違いますので、それぞれ工夫してみてください。

6. 睡眠の一～二時間前に、ぬるめの風呂にゆっくりつかると良いでしょう。

入浴して一～二時間経つと、体温が下がってきて眠りに入りやすくなります。体温が下がるころに寝床に入るようにすると、寝つきが良くなります。ただし、熱い風呂だと目が覚めてしまいます。夜の風呂はぬるめ、朝の風呂は熱めを原則にしてください。

7. 就床約四時間前以降のカフェイン摂取と、就床約一時間前以降の喫煙は避けましょう。

カフェインやニコチンは、眠りを妨げます。しかも、カフェインは利尿作用があるためにトイレが近くなり、夜中に目が覚めやすくなります。夜にのどが渇いたときには、カフェインの入っていない飲み物にしたほうが無難です。

8. 寝酒はやめましょう。

眠れないからといってアルコールに頼るのは避けるようにしてください。アルコールは睡眠の質を悪くします。うつ症状を強める作用があり、依存が起こりやすく、糖尿病などの病気にもかかりやすくなります。飲酒に絡んだ事故も多く、決して良いことはありません。飲酒は「元気なときにほどほどに」と考えてください。

9．寝室はできるだけ刺激を少なくしてください。

寝室は、暗く、静かにして、暖かすぎたり寒すぎたりしないようにしてください。刺激が強いと、どうしても眠りの質が悪くなります。

10．自然に眠くなってから寝床につくようにしてください。

眠れないからといって、眠ろうと意気込むとかえって逆効果です。「眠れないから早く床に入るようにしています」と言う人がいます。しかし、眠れないときに床に入っても眠れません。「眠れない」とイライラしてきて、ますます眠れなくなります。

11．床に入ってからは何もしないで眠るようにしてください。

「床に入ったら眠る」という条件づけをすると、眠りに入りやすくなります。床に入ってテレビを観たり、楽しい本や雑誌を読んだりすると、目がさえてくるので避けたほうが良いでしょう。もし、一五分経っても眠れないときには、もう一度起きてゆっくりして、眠くなってから床に入るようにしましょう。

12．決まった時間に起きて、日光を浴びるようにしてください。

「前日に遅く寝たから朝ゆっくり起きるようにしました」と言う人がいます。起きるのが遅くなると、睡眠のリズムが次第に遅れてきます。私たちの身体は、何も刺激がないと二五時間周期で動くようにできています。朝寝坊するようにできているのです。それを、朝の光などでやや強制的に二四時間周期で寝たり起きたりするようにしています。ですから、身体のリズムを調整するためには、朝に日光を浴びることも大事です。朝に日光を浴びると、十数時間後に眠気が来ることがわかっています。太陽の光は、時差の調整のためにも役に立ちます。

13．夜中に目が覚めたときには時計を見ないようにしてください。

夜中に目が覚めたときに時計を見ると、気持ちが高ぶって寝つけなくなりやすいからです。時計を見ても、時間は変わりません。「夜中に目が覚めて仕方がないな」と思うくらいにして、布団の中で少しゆっくりしてください。それでも眠れないときには、一度起きて、あまり部屋を明るくしないで、のんびりできる雑誌などに目を通しながら、眠くなるのを待ってください。

14．眠りが浅いときには、遅寝早起きにしてみてはどうでしょうか。

眠れないときに、睡眠時間を短めに設定するのもひとつの方法です。いつもより遅く寝て、少し早めに起きるようにするのです。そうすると、寝つきが良くなりますし、熟眠感が増してきます。そのうえで、寝床に入る時間を少しずつ早めていくようにしてみてください。

15．1〜14を試しても眠れないときには、医師に相談してください。

そのような場合には、睡眠薬などの投薬療法が役に立つことがよくあります。

付録4　認知療法面接チェックリスト

「認知療法面接チェックリスト」は、「認知療法尺度（Cognitive Therapy Scale：ＣＴＳ）」に基づいて認知療法を評価するポイントを、一般の方にもわかるように解説したものです。ＣＴＳは、認知療法の創始者アーロン・Ｔ・ベック博士とその弟子のジェフリー・ヤング博士が、認知療法の治療者を教育するときに、研修生の面接の内容を評価するために作った専門家向けの評価表です。ＣＴＳでは、①課題（アジェンダ）、②フィードバック、③理解力、④対人能力、⑤協同作業、⑥ペース調整および時間の有効使用、⑦誘導による発見、⑧重要な認知または行動への焦点づけ、⑨変化に向けた方略、⑩認知行動的技法の適用、⑪ホームワークの一一項目が、評価されます。

「認知療法面接チェックリスト」を本書に掲載したのは、読者の皆さんが専門家による認知療法を受けているときに、治療者と一緒に経過を見直して、面接に生かしてほしいからです。認知療法は治療者が一方的に行うものではありません。認知療法の治療関係は協同的経験主義（collaborative empiricism）と表現されますが、患者さんと治療者が協同して面接を進めていくことで治療効果が高まります。ですから、患者さんに面接の進め方に関心を持っていただくことはとても大切で、その助けになればと考えて掲載することにしました。ここで書いた内容は、認知療法に限らず他の精神療法やカウンセリングを受けている人、精神科の治療を受けている人にも役立ちます。

完璧な治療者はいません。私も、このチェックリストを使って自分の面接を振り返りますが、反省するところが少なくありません。その反省を次の面接に生かすようにするのですが、患者さんにも面接のポイントを知っておいていただくと、一緒に話しあって改善の作業をよりスムーズに進めることができます。そこで、質が高く効率的な協同作業を進めるために使っていただきたいと考えています。

「認知療法尺度」の日本語版は『認知療法トレーニングブック』(ライト他、医学書院)の付録に掲載されています。その専門的な解説は、国際的な認定団体 Academy of Cognitive Therapy のホームページ(http://www.academyofct.org)からダウンロードでき、藤澤大介先生と田村法子先生が日本語訳されています。

それをもとに、各項目について簡単に説明することにします。

(1) 毎回、課題(アジェンダ)を決めて話しあっていますか?

認知療法は比較的短期間で行う問題解決的治療法です。ですから、一回ごとの面接時間を有効に使うために、その面接でどのような課題(アジェンダ)を話しあうかを決めるようにします。課題は、前回の面接以降の生活や出来事、ホームワーク、そのときの気持ちなどをもとに、患者さんと治療者が相談して決めます。

まず、その回のセッション中に扱いたい問題をいくつか並べます。それは、気力の低下や憂うつな気分、集中力低下などのうつ病の症状や、夫婦間の問題や仕事上の問題、子育て、経済的な問題など、様々です。そして、問題の優先順位を決めて、その回に話題にする課題をひとつ決めます。通常は、この作業に五分くらいをかけます。

その後の面接のなかでは、その課題について話しあっていくのですが、話の途中でもっと重要な課題が出てきたときには、患者さんと治療者が話しあって課題を変えることもあります。柔軟に対応することが大事です。

一般に、治療が始まって間もない段階や、うつ病の症状が重いときには、認知よりも行動について話しあうようにします。また、治療初期には、行動ができないことや自分を責めること、絶望感などのうつ病の症状にどう対処するかが課題になることが多く、治療が進むにつれて、仕事の問題や対人関係の問題、人生の目標など、より大きな課題に移っていきます。

(2) 治療者は、患者さんからのフィードバックを大切にしていますか?

認知療法では、患者さんと治療者が力をあわせて進めていきます。ですから、治療者が一方的に患者さんの問題を決めつけたり、アドバイスをしたりするのは、好ましいことではありません。

治療者は、患者さんが治療の中で、自分の気持ちを十分に表現できるように配慮する必要があります。とくに、患者さんは不満を口にしにくいものですから、そうした気持ちを自然に表現できるようにすることも大事です。

治療者は、患者さんの気持ちや考え、そして解決すべき問題を専門的に理解して面接を進める必要がありますが、その理解が必ずしもすべて当たっているとは限りません。効果的に治療を進めるためには、治療者が、自分の見立てをきちんと患者さんに説明して、患者さんの考えに耳を傾け、お互いの考えを理解しあって治療を進めることが大事です。そのためには、面接の中で治療者が自分の理解を患者さんに伝えて患者さんの意見を聞くなど、双方向的に治療を進めていくようにします。

(3) 治療者は、患者さんの考えや気持ちをきちんと理解し、その理解を伝えていますか?

効果的に治療を進めるためには、治療者が、患者さんの話に十分に耳を傾け(傾聴)、その考えや気持ちに共感することが大事です。また、そのように自分が理解したことを患者さんに自分の言葉で伝えて、力をあわせて治療を進めていくようにします。治療者が、自分の考えや理論にとらわれて、一方的に治療を進めていくようでは、治療の成果はあまり期待できません。

そのときに、治療者は、患者さんが言葉で表現したことだけでなく、態度や雰囲気などにも気を配りながら、患者さんの気持ちや考えを理解するようにします。もちろん、言葉にならない気持ちを推測するのは困難ですから、患者さんのほうもできるだけ、自分の気持ちや考えを言葉に出して治療者に伝えるようにしてください。

(4) 治療者は、人としてきちんと患者さんに向きあっていますか?

治療者は、患者さんに人間的な関心を持ち、気持ちを思いやり、専門家として信頼できる態度で接することが大事です。そうした人間的な触れあいが、治療の効果を上げる大きな力になることが、多くの研究から明らかになっています。

治療者は、温かくもの柔らかな態度で患者さんに接し、一方的に自分の考えを押しつけたり、患者さんのペースを乱したりしないように配慮します。患者さんが言うことにきちんと耳を傾け、患者さんの提案を治療の中に取り入れる努力をします。ときには、ユーモアのある言葉をかけ、その場を和ませるようにすることも大事です。

しかし、だからといって、患者さんの希望を一方的に叶《かな》えてしまうのもまた問題です。専門家として必要なことはきちんと患者さんに伝える、そうした専門家としての強さをあわせ持っていることも大事です。

(5) 治療者は、患者さんと協同して面接を進めていますか?

認知療法の大原則のひとつが、患者さんと治療者との協同関係です。この協同関係を力にして、患者さんと治療者は共通の敵、つまり患者さんのストレスと闘っていくのです。

そのためには、患者さんと治療者が共通した治療目標をもつことが大事で、治療の最初に何を治療の目標にするかを言葉にして共有することが大事です。それができていれば、患者さんと治療者が不必要に対立したり、治療の方向性が見えなくなったりすることが少なくなります。

協同関係を維持するために、治療者は、温かく共感的であるだけでなく、患者さんひとりひとりのニーズや希望に応じて、認知療法の進め方やスキルを柔軟に使い分けていくようにします。しかし、その一方で、治療を効果的に進めるためには、治療者の判断を優先しなくてはならないこともあります。治療者は、治療に役立つ形で、患者さんの希望と治療者の専門的な判断とのバランスをとることが求められます。

もちろん、こうした判断は治療者が一方的に決めるのではなく、患者さんと話しあいながら決めていく必要があります。そのために、治療者は、必要に応じて、治療の進め方やスキルについてわかりやすく説明します。

(6) 面接のペース配分や時間の使い方は適切でしょうか?

治療者は毎回、使える時間をできるだけ有効に使って、患者さんの気づきを助けていきます。そのためには、面接のペース配分や時間の使い方が大切になります。

治療者は、患者さんの理解度や吸収度を判断しながら、大切な課題（アジェンダ）を取り上げ、その患者さんにあったスピードで面接を進めていきます。患者さんが理解しているかどうかに関わりなく話を進めたり、どんどん話題を変えたりしないようにしなくてはなりません。

治療者は、重要な問題を話しあっても内容が深まらないときには、患者さんと話しあって、別の視点からその課題に取り組むようにします。もっと他の課題について話しあったほうが良いと判断したときには、そのことを患者さんに説明して相談します。一回の面接で話し終わらないときには、引き続いて次の回に話しあうことを提案することもあります。

(7) 治療者の質問は、気づきを助けるようなものでしたか?

他の人からいくら良い話をされても、いくら説得されても、自分で納得できなければこころに残りません。ですから、認知療法では、「誘導による発見」と呼ばれる技法を大切にします。「誘導による発見」というのは、患者さんが新しい見方や考え方に気づけるように導いていく質問の仕方です。

これは、治療者が一方的に説得するのではなく、患者さんが体験を通して理解したり問題を解決したりできるように、質問しながら手助けするものです。患者さんが思い込みのために可能性を狭めていることはないか、いまの行動が問題を解決するのに役立っているのか、いま体験していることを現実以上に大きな問題だと考えていないか、自分の力、周囲からの支援、将来の可能性を否定的に考えすぎていないかなど、否定的すぎる考えを実生活の体験を通して修正していけるように手助けをします。

そのとき、治療者は、自分の考えを一方的に説明したり説得したりするのではなく、患者さんが自分で考え、気づいていけるように、優しく導くような態度をとります。

(8) 面接では、重要な認知や行動について話しあえていますか?

治療者は、患者さんと一緒に、患者さんの考えや思い込み、行動をつまびらかにし、解決すべき考え方のクセや問題点を明らかにし、重要な課題(アジェンダ)に取り組んでいきます。また、どのような理由でこのような問題や課題が生まれているのかについても、可能な範囲で理解するようにします。もちろん、その理解はすぐにすべてできるものではなく、面接が進むにつれて少しずつ変わっていく可能性がありますが、その時々で大切だと判断した課題に取り組んでいくようにします。

課題や問題の背景を理解するために、治療者は、①患者さんの考えを聞く、②気持ちが動揺した場面をリアルに思い出してもらう(イメージ法)、③患者さんと一緒にロールプレイをしてつらい場面を再現し、自動思考を思い出してもらう、④面接中に気分が変化したときの考えを教えてもらう、⑤非機能的思考記録表(コラム、思考バランスシート)に書き込んだ自動思考を患者さんと一緒に見直す、といった方法を使います。

患者さんの悩みを軽くするためには、その人の「こころの規則」を理解することも大事です。そうした規則には、「幸せになるためには、いつも成功しなくてはならない」「愛がないと生きていけない」「自分は、何をしてもうまくできない」などといったものがあります。こうした考えが強いと、気分が沈み込んだり不安になったりしやすくなるので、治療や再発予防のために、こころの規則どおりに行動しないとどうなるかを試すなどして、その規則を書き換える練習をすることも大事です。

(9) 治療者は、適切な認知行動的技法を選んで、変化に向けての作戦を立てていますか?

患者さんの悩みの背景、問題になっている認知や行動がわかった後は、その時々に適した方法を使って、問題を修正するために面接の中で工夫していく必要があります。そのときの目的は、①自動思考を検討する、②思い込みを修正する、③行動を変える、の三つになります。

自動思考を検討するためには、患者さんと治療者が一緒に、科学者のような態度を大切にしながら次のような方法を使います。

①自動思考の根拠と反証をリストにする、②患者さんの予想が当たるかどうかを現実の生活で実験してもらう、③患者さんの話の矛盾点を話しあう(例:「自分はダメな人間だ」という判断が誰の判断よりも正しいと自信をもっていることなど)、④「自分は臆病者だ」というようなレッテルの意味を具体的に定義してもらう、⑤出来事の原因をはっきりさせる(例:患者さんだけに原因があるわけではないことをはっきりさせる)、⑥別の問題解決策を考える。

思い込みを修正するためには、その思い込みの利点と欠点を書き出して検討すると良いでしょう。また、思い込みは「○○べき」といった「べき思考」の形を取っていることが多いので、そのときには、こころの規則に従わなかったときにどうなるかを試す実験を考えます。

行動を変えるためには、出来事をどう考えるかではなく、どのように行動し、どのように対処するかが大切になります。こうした行動的技法は、治療の初期段階に集中して行われることが多く、とくに、動けない、引きこもっている、楽しめない、集中力が落ちているといった症状が強いときに効果的です。そのときに使われる方法としては、活動記録表、楽しいことリスト、段階的課題設定、認知的リハーサル、自律性を高める行動トレーニング（掃除や買い物などの日常的な活動、アサーション、気持ちのコントロールなど）、ロールプレイ、気晴らし技法などがあります。

(10) 治療者は、認知行動的技法が上手に使えていますか？

変化に向けての作戦を立てた後は、治療者は技法を上手に使って面接を進めなくてはなりません。そのためには、治療者が使う技法に慣れていて、患者さんにわかりやすく説明できる必要があります。治療はお互いに力をあわせて進める必要がありますし、治療が進むにつれて、治療者が理解している内容を、徐々に患者さんにも理解していってもらうことが大切です。その過程のなかで、患者さんの認知が修正されていくことが重要なのですが、そのときに治療者は中立的な姿勢をとって、最初から患者さんの考えを否定しないで受け止め、現実に照らしあわせながら協同的に検討していくようにします。

a. 非機能的思考とそれに伴う気分の記録を毎日つけること
b. 活動計画を実行すること
c. 「達成感と喜び」の点数をつけること
d. 面接中の重要なポイントのリストを見直すこと
e. 関連する本や記事を読むこと
f. カウンターを使って自動思考を数えること
g. 治療セッションのテープを見たり聞いたりすること
h. 自分の人生の振り返りを簡単に書いてみること
i. 非機能的態度尺度（Dysfunctional Attitude Scale：DAS）や抑うつ尺度などの質問紙に記入すること
j. 不安、悲しい気持ち、怒りといった気分の変化を1時間ごとのグラフやチャートにすること
k. 気晴らしやリラクセーションなどの対処方法の練習をすること
l. いままで難しかった行動を試してみること（例：アサーション、知らない人と会う、など）

表付-1　代表的なホームワーク

⑪ 患者さんの問題や治療の流れにあったホームワークが出されていますか？

認知の修正は、肌で感じながら体験を通して気づきを深める中で行うことが大切で、その意味でホームワークは認知療法の中心的な技法と言えます。治療者は、そうしたホームワークの意味を患者さんにわかりやすく説明して、その時々で役に立つホームワークを出すようにします。

ホームワークが機能すると、面接で学んだことを日常生活に応用したり、気づきを深めたりすることができます。現実にそった認知の修正ができるようになり、患者さんに自信がついてきます。ホームワークは、最初は治療者のほうから提案することが多いのですが、治療が進むにつれて患者さんが自分で提案できるようになってくると理想的です。

ホームワークが決まった後には、実行できそうかどうか、実行するときに障害になることはないかについて話しあって、できるだけ成功できるように準備をします。ただし、ホームワークの目的は成功するかどうかではなく、情報を集めることにあることを忘れないようにしてください。つまり、成功したとすれば何が良かったのか、うまくいかない面があったとすれば何が良くなかったのかといったことを話しあうことが大切です。うまくできていればそれに越したことはないのですが、うまくいかないときのほうが今後に生かせる情報はたくさん集まります。ですから、治療者は、次の面接のときに必ずホームワークについて取り上げるようにします。

代表的なホームワークを表に挙げてみましたので、参考にしてください。

あとがき

本書は、うつ病や統合失調症などの精神疾患を持つ人に情報発信するために作られた団体、地域精神保健福祉機構コンボの機関誌の『こころの元気＋』に掲載された原稿を修正してまとめたものです。

コンボから、『こころの元気＋』という雑誌を立ち上げるので認知療法について書いてほしいという依頼があったのは、数年前のことです。『こころの元気＋』は、精神疾患を持つ人たちと専門家が一緒になって作っているユニークな雑誌です。精神保健・医療の専門家の解説に加えて、精神疾患を患っている人たち自身が病気を体験するなかで身につけた工夫がたくさん紹介されていて、当事者や家族はもちろん、専門家にもとても役に立ちます。

しかし、執筆依頼があったときに、私は忙しくしていて、新しく連載を引き受けて書いていくだけの自信がありませんでした。それで最初はお断りしたのですが、コンボの丹羽大輔さんから熱心に誘っていただいて、最終的にお引き受けすることにしました。

それから、一編ずつ、毎月原稿を書いていった結果が実を結んで本にまでなりました。とうてい無理だと考えていても、ひとつひとつ積み重ねていけば形になるんだということを、いまになって実感しています。これも、認知療法（認知行動療法）でいう認知の修正です。

この間、認知療法は薬だけに頼らない精神医療の治療法のひとつとして注目されるようになりました。平成二二年度からは診療報酬の対象になりましたし、平成二三年度には国立精神・神経医療研究センター内に認知行動療法センターが新設されて、私もお手伝いをさせていただくことになりました。

認知療法が広く活用されるためにはまだまだ長い道のりが続くと思います。それを考えるとちょっと気が遠くなりそうですが、今回の連載の経験を生かせば、ひとつひとつ必要なことを積み重ねていくことできっと実現できると思います。

もちろんそのためには、多くの人と力をあわせていくことが必要ですが、それもまた認知療法で大切な考え方です。実際、私がこのように認知療法について勉強できてきたのは、慶応大学認知行動療法研究会の仲間や、日本認知療法学会の仲間がいたからです。そして、この本が出版できたのも、『こころの元気＋』の原稿をまとめるのをじっと待っていただき、読みやすい形に編集していただいた講談社の岡本浩睦さんと編集者の楠本知子さんのおかげです。本文の理解を助けるマンガとイラストを提供していただいた藤臣柊子さんにも力をいただきました。もちろん、多くの患者さんから認知療法を活用するヒントを教えていただきました。

皆さんに心から感謝いたします。

N.D.C.493　236p　18cm
ISBN978-4-06-288105-0

講談社現代新書　2105
はじめての認《にん》知《ち》療《りょう》法《ほう》
二〇一一年五月二〇日第一刷発行　二〇二四年八月二日第一七刷発行
著者　大野《おおの》 裕《ゆたか》
発行者　森田浩章
発行所　株式会社講談社
東京都文京区音羽二丁目一二―二一　郵便番号一一二―八〇〇一
電話　〇三―五三九五―三五二一　編集（現代新書）
〇三―五三九五―四四一五　販売
〇三―五三九五―三六一五　業務
装幀者　中島英樹
印刷所　株式会社ＫＰＳプロダクツ
製本所　株式会社ＫＰＳプロダクツ
定価はカバーに表示してあります　Printed in Japan

「講談社現代新書」の刊行にあたって

教養は万人が身をもって養い創造すべきものであって、一部の専門家の占有物として、ただ一方的に人々の手もとに配布され伝達されうるものではありません。

しかし、不幸にしてわが国の現状では、教養の重要な養いとなるべき書物は、ほとんど講壇からの天下りや単なる解説に終始し、知識技術を真剣に希求する青少年・学生・一般民衆の根本的な疑問や興味は、けっして十分に答えられ、解きほぐされ、手引きされることがありません。万人の内奥から発した真正の教養への芽ばえが、こうして放置され、むなしく滅びさる運命にゆだねられているのです。

このことは、中・高校だけで教育をおわる人々の成長をはばんでいるだけでなく、大学に進んだり、インテリと目されたりする人々の精神力の健康さえもむしばみ、わが国の文化の実質をまことに脆弱なものにしています。単なる博識以上の根強い思索力・判断力、および確かな技術にささえられた教養を必要とする日本の将来にとって、これは真剣に憂慮されなければならない事態であるといわなければなりません。

わたしたちの「講談社現代新書」は、この事態の克服を意図して計画されたものです。これによってわたしたちは、講壇からの天下りでもなく、単なる解説書でもない、もっぱら万人の魂に生ずる初発的かつ根本的な問題をとらえ、掘り起こし、手引きし、しかも最新の知識への展望を万人に確立させる書物を、新しく世の中に送り出したいと念願しています。

わたしたちは、創業以来民衆を対象とする啓蒙の仕事に専心してきた講談社にとって、これこそもっともふさわしい課題であり、伝統ある出版社としての義務でもあると考えているのです。

一九六四年四月　野間省一

自然科学・医学

1141 安楽死と尊厳死――保阪正康

1328 「複雑系」とは何か――吉永良正

1343 カンブリア紀の怪物たち サイモン・コンウェイ・モリス 松井孝典 監訳

1500 科学の現在を問う 村上陽一郎

1511 優生学と人間社会――米本昌平 松原洋子 橳島次郎 市野川容孝

1689 時間の分子生物学――粂和彦

1700 核兵器のしくみ――山田克哉

1706 新しいリハビリテーション 大川弥生

1786 数学的思考法――芳沢光雄

1805 人類進化の700万年 三井誠

1813 はじめての〈超ひも理論〉 川合光

1840 算数・数学が得意になる本 芳沢光雄

1861 〈勝負脳〉の鍛え方――林成之

1881 「生きている」を見つめる医療――中村桂子 山岸敦

1891 生物と無生物のあいだ 福岡伸一

1925 数学でつまずくのはなぜか 小島寛之

1929 脳のなかの身体――宮本省三

2000 世界は分けてもわからない 福岡伸一

2023 ロボットとは何か――石黒浩

2039 ソーシャルブレインズ入門 藤井直敬

2097 〈麻薬〉のすべて――船山信次

2122 量子力学の哲学――森田邦久

2166 化石の分子生物学――更科功

2191 DNA医学の最先端 大野典也

2204 森の力――宮脇昭

2219 宇宙はなぜこのような宇宙なのか――青木薫

2226 宇宙生物学で読み解く「人体」の不思議――吉田たかよし

2244 呼鈴の科学――吉田武

2262 生命誕生――中沢弘基

2265 SFを実現する――田中浩也

2268 生命のからくり――中屋敷均

2269 認知症を知る――飯島裕一

2292 認知症の「真実」――東田勉

2359 ウイルスは生きている 中屋敷均

2370 明日、機械がヒトになる 海猫沢めろん

2384 ゲノム編集とは何か 小林雅一

2395 不要なクスリ 無用な手術 富家孝

2434 生命に部分はない――A・キンブレル 福岡伸一 訳

日本語・日本文化